Für meine innig geliebten Kinder
und den besten Mann: meinen.

Bibliografische Information der Deutschen Nationalbibliothek:
Die Deutsche Nationalbibliothek verzeichnet diese Publikation in der Deutschen Nationalbibliografie; detaillierte bibliografische Daten sind im Internet über http://dnb.d-nb.de abrufbar.

1. Auflage	Juli 2025
© 2025	edition riedenburg e.U. Dr. Caroline Oblasser
Verlagsanschrift	Adolf-Bekk-Straße 13, 5020 Salzburg, Österreich
Internet	www.editionriedenburg.at
E-Mail	verlag@editionriedenburg.at
Lektorat	Dr. Caroline Oblasser, Salzburg
Fotos	Coverfoto: © Sabine Richter / Portraitfoto: © Mario Richter
Illustrationen	Alle Künstler bei shutterstock.com: Rahmen und Linien: ADELART; Set leeres weißes Papier gefaltet: picoStudio; ungefaltetes Papier: Kostsov; Kollektion Doodle Linien: MF production; Set schwarze quadratische Rahmen: Syuzann; Papierflugzeug Zeichnung: Singleline
Satz und Layout	edition riedenburg
Herstellung	Libri Plureos GmbH, Friedensallee 273 22763 Hamburg, Deutschland

ISBN 978-3-99082-179-4

VOLL BEHINDERT, ALTER!

JUGENDROMAN

SABINE RICHTER

edition riedenburg

Inhalt

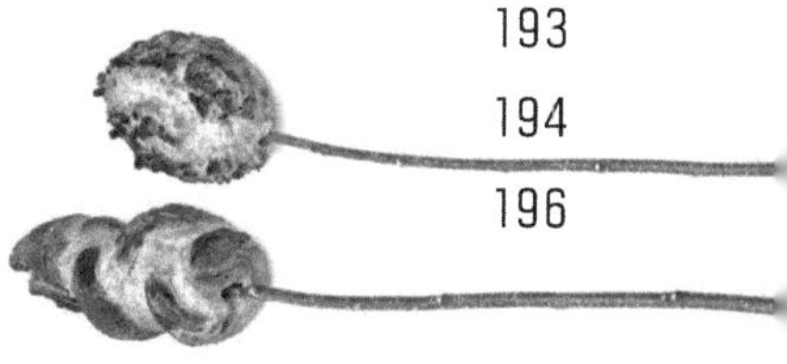

VOLL BEHINDERT, ALTER!

DAS BUCH IN GANZER LÄNGE

Kapitel 1: Porzellankatzen-Probleme

Also, ich weiß gar nicht genau, wie ich anfangen soll. Na ja, vielleicht musst du das Buch für die Schule lesen. Oder du bist einfach neugierig. Willst wissen, was für ein Buch das ist, wie ich lebe und was so los ist.

Oder irgendeine Tante war zu Besuch und hat dir das Buch mitgebracht und nun weißt du nicht, ob du es lesen sollst oder nicht. Kann auch sein. Von alten Tanten kriegt man manchmal komisches Zeug. Ich habe mal eine Porzellankatze bekommen. Nicht so schlimm, denkst du jetzt.

Da habe ich schon Blöderes bekommen, denkst du vielleicht auch. Klar, kann sein.

Ich habe, als ich die Porzellankatze bekommen habe, einen Riesenfehler gemacht. Weil ich nicht mit den Folgen gerechnet habe. Ich habe nämlich nicht nur „Danke!" gesagt, sondern auch „Ich mag Katzen."

Es stimmt, ich mag Katzen. Aber ich hätte das nicht sagen sollen. Meine Tante verstand nämlich: „Ich mag PORZELLANkatzen." Und seitdem bekomme ich jedes Mal, wenn sie kommt, eine Porzellankatze von ihr. Jetzt habe ich schon siebzehn Stück.

Und es werden immer mehr!

Neulich hat mir sogar meine Mutter eine mitgebracht. „Die sammelst du doch", meinte sie zu mir und stellte sie lächelnd zu den anderen sechzehn ins Regal. Stell dir das mal vor! Im Bücherregal in meinem Zimmer stehen siebzehn Porzellankatzen vor den Büchern. Jeder der zu mir kommt, muss denken, ich sei voll behindert. Also im Sinne von bescheuert. Das Teekesselchen zu behindert, wie behindert.

Das bin ich leider auch noch. Voll behindert. Was? Fragst du jetzt. Voll behindert, Alter? Was soll denn die Scheiße? Nee! Das meine ich nicht! Nicht voll behindert, Alter! Sondern ich bin voll behindert.

Schwerbehindert sagt man auch im Amtsdeutsch. Und, als ob das nicht reichen würde, denken alle, die in mein Zimmer kommen, dass ich Porzellankatzen sammle. Peinlich!

Jetzt willst du wahrscheinlich wissen, wie behindert ich wirklich bin und so. Na gut. Ich fange mal an. Falls du jemals zu mir zu Besuch kommen solltest, musst du mir versprechen, dass du mir keine Porzellankatze mitbringst. Am besten guckst du nicht mal die Katzen im Regal an, dann kann ich mir vorstellen, du hättest sie übersehen. Außer du magst Porzellankatzen und sammelst die in Echt. Dann schenke ich dir alle meine Katzen und verspreche, dass ich dein dunkles Geheimnis – die Porzellankatzen-Sammelleidenschaft – für mich behalte.

Kapitel 2: Was so läuft – oder eher fährt

So, jetzt endlich: Hallo! Mein Name ist Mia. Ich bin fünfzehn Jahre alt. Auch, wenn es so aussieht: Ich sammle keine Porzellankatzen. Ich gehe in die zehnte Klasse der Joshua Juchri Gesamtschule hier in der Nähe von Marienberg.

Also, ich gehe nicht wirklich zur Schule. Das heißt: Ich gehe natürlich schon zur Schule, nur ich fahre eben meistens dorthin. Weil ich kaum laufen kann. Wer sagt denn heute noch „Ich besuche die zehnte Klasse der Joshua Juchri Gesamtschule ...“? Niemand. Außer in einer Bewerbung für ein Praktikum vielleicht.

Naja, egal.

Jedenfalls sitze ich im Rollstuhl, wie man so sagt. Obwohl das Quatsch ist. Natürlich sitze ich zwischendurch im Rollstuhl, weil ich nicht frei laufen kann, doch ich sitze ja nicht immer im Rollstuhl. Ich sitze auch mal auf dem Sofa, liege im Bett oder im Garten auf der Wiese. Im Sommer natürlich. Im Winter nicht.

„Ich sitze im Rollstuhl.“

Das hört sich so an, als würde ich nichts anderes machen. Einfach nur immer im Rollstuhl sitzen und Porzellankatzen sammeln.

Eigentlich müsstest du dann sowas wie: „Hallo, ich heiße Anna und ich gehe zu Fuß.“ sagen, falls du laufen kannst.

Und das sagst du bestimmt nicht, wenn du dich vorstellst.

Wahrscheinlich heißt du auch gar nicht Anna. Das war nur ein Beispiel. Du verstehst mein Problem trotzdem, oder?

Von mir erwartet man, dass ich sage: „Hi, ich bin Mia, ich sitze im Rollstuhl.“ Niemand erwartet, dass jemand sagt: „Hi, ich bin Julian und ich gehe zu Fuß.“ Das wäre verrückt. Klar. Wieso muss ich das dann so sagen, das mit dem Rollstuhl? Ich könnte natürlich auch sagen: „Hallo, ich bin Mia, und zur Fortbewegung nutze ich außer Haus meist einen Rollstuhl, da mir das freie Laufen behinderungsbedingt nicht möglich ist." Das wäre auch irgendwie bekloppt.

Ich finde, eigentlich muss ich gar nichts sagen, weil jeder den Rollstuhl unter meinem Hintern sieht und dann Bescheid weiß. Außer ein Blinder natürlich. Dem würde ich schon sagen, dass ich im Rollstuhl sitze, damit er nicht dagegen rennt.

Wahrscheinlich würde der Blinde dann sagen: „Wieso soll ich gegen deinen Rollstuhl rennen, nur weil ich blind bin? Dann würde ich gegen alles andere auch rennen. Tue ich aber nicht. Ich habe doch meinen Blindenstock."

Und das würde auch stimmen.

Ich glaube, ich würde es trotzdem sagen. Dann wüsste der Blinde, dass ich auch behindert bin. Es fühlt sich nämlich manchmal wirklich blöd an, die einzige Person mit Behinderung im Raum zu sein. Da wird man echt beglotzt. Sollte mir je das Taschengeld ausgehen, kann ich mich garantiert gegen Geld beglotzen lassen.

Findest du bescheuert? Ich auch. So glotzen die Leute einfach gratis. Ist auch nicht besser. Die meisten machen das wahrscheinlich gar nicht extra. Die sehen mich und denken dann so etwas, wie „Das arme Kind!" oder „Was sie wohl hat?" oder „Ich muss meine Cousine mal wieder anrufen."

Und glotzen dabei in Gedanken weiter.

Mein Vater meint, dass mindestens die Hälfte der Leute „Boah, was für ein hübsches Mädchen!" denkt. Ich glaube das nicht. Ich versuche schon, gut auszusehen. Ich meine, ich bin fünfzehn und ich möchte irgendwann mal einen Mann, Kinder, ein Haus und einen guten Job haben und so. Ganz normal eben. Du willst doch auch nicht für immer allein sein, oder? Eben!

Wo war ich? Ich quatsche zu viel. Sorry. So bin ich halt. Kann ich nichts gegen machen. Mia, fünfzehn, Rollstuhl. Genau. Ich habe eine Spastik. Irgendwann hat mein Hirn zu wenig Sauerstoff bekommen. Dabei ist einiges kaputt gegangen. Trotzdem hatte ich Glück: Ich kann mich bewegen, nur eben nicht so gut. Meine Beine sind am schwersten betroffen. Meine Arme und Hände sind ziemlich gut. Ich kann sogar schreiben. Meine Schrift ist allerdings so hässlich, dass ich eigentlich nur Ärztin oder SoWi-Lehrerin werden kann. Mal sehen.

Lehrerin fände ich gar nicht so schlecht. Drei Monate Ferien im Jahr! Da brauche ich natürlich Abi. Ob das klappt? Keine Ahnung. Meine Noten sind so mittelmäßig. Ich bin eher faul. Obwohl, eigentlich stimmt das nicht. Ich strenge mich schon richtig an, damit ich alles irgendwie schaffe. Nur will ich nicht, dass das alle merken. Falls ich dann was nicht schaffe, denken die anderen, dass ich einfach zu faul war und nicht zu doof.

Faul ist besser als doof! Weil man könnte, wenn man wollte. Bei den anderen sieht alles immer so leicht aus. Die lernen bestimmt nicht wie bekloppt. Oder?

Ob die das auch von anderen denken? Wer weiß!

In der Schule, in Deutsch, schreiben wir natürlich auch Aufsätze und Interpretationen und so ein Zeug. Ich darf die Texte dann auf dem Tablet tippen, weil ich nur so lahm schreiben kann.

Ja, okay. Und weil meine Schrift so hässlich ist.

Darum geht es jetzt nicht. Ich wollte eigentlich was anderes. Ich meine, ich weiß schon, dass eine Geschichte einen Anfang, einen Höhepunkt, ein Ende und vorher so eine aufgebaute Spannung haben muss. Klimax und so. Jetzt hast du schon ein paar Seiten gelesen und bisher: nichts als Gelaber!

Ich weiß. Sorry. Ich quatsche eben gerne. Du willst, dass das Buch endlich richtig anfängt oder hier zu Ende ist?

Verstehe ich.

Ich wollte halt nur, dass du weißt, wer ich so bin, bevor es richtig losgeht. Damit du alles richtig verstehst. Weil das, was ich so erlebt habe, das ist wirklich krass. Mal krass lustig, mal krass scheiße und manchmal wirklich nur richtig krass.

Wenn ich einfach sofort begonnen und drauflosgeschrieben hätte, läge das Buch jetzt vielleicht schon im Müll. Dann hätte ich vielleicht so begonnen:

Heute war einfach nichts los. Totale Langeweile! Mia, 15, versuchte, sich ein Buch aus ihrem Bücherregal zu nehmen. Sie schob ihre siebzehn Porzellankatzen zur Seite und griff nach ihrem Lieblingsschmöker. Er war nach hinten, ganz an die Wand, gerutscht. Mia legte die Bremsen ein, stützte sich mit der linken Hand am Handlauf ihres Rollstuhls ab und drückte sich nach oben. Geschafft! Sie schlug das Buch wahllos auf, denn sie konnte überall zu lesen beginnen. Mindestens zwanzigmal hatte sie ihr Lieblingsbuch schon gelesen ...

Fürchterlich! Nicht mit mir. Nee! So kann man echt nicht anfangen. Habe ich zum Glück auch nicht.

Kapitel 3: Der Anfang – Ich will nicht umziehen

Das ist also die Geschichte von mia – Ähhh. Schlechter Witz. Okay. Das ist also die Story von mir, Mia, fünfzehn, behindert.

Alles fing damit an, dass mein Vater befördert wurde. Eigentlich eine tolle Sache. Fast doppelt so viel Gehalt wie vorher.

Super! Eigentlich. Denn für die Beförderung mussten wir umziehen. Von der Stadt aufs Land. Von Düsseldorf nach Marienberg. Ein winziges Kaff in Baden-Württemberg. So klein, dass man es auf Google Earth kaum sieht.

Man muss echt ranzoomen wie bekloppt, bis man die 23 Häuser sehen kann. Es gibt auch keine Straßennamen. Der Ort ist die Straße. Es gibt nur Marienberg 1 bis 23. Die sind auch noch durcheinander, weil das erste Haus, das gebaut wurde, einfach die Nummer „1“ bekommen hat und dann immer so weiter. Ganz egal, wo die nächsten Häuser gebaut wurden.

Tja, meine Eltern haben Haus Marienberg Nummer 7 gekauft. Direkt im „Ortskern“. Das heißt, zwischen dem Zigarettenautomaten und der Kapelle. Pünktlich zu Beginn der Sommerferien sollte der Umzug starten. Das war das einzig Gute. Vielleicht.

Weil nämlich die Ferien in Baden-Württemberg später anfangen als die in NRW, erwarteten mich ganze zehn Wochen Ferien. Zehn Wochen können unheimlich lang oder echt unheimlich lang sein. Du verstehst den Unterschied, oder? Ich klammerte mich also an das bisschen Hoffnung auf unheimlich lange Ferien.

„Mia, das Haus in Marienberg wird dir bestimmt gefallen. Du hast ein ganz tolles Zimmer im Gartengeschoss. Von dort aus kannst du direkt auf deine eigene kleine Terrasse fahren. Das wird super!“, sagte Papa und schleppte ungefähr den hundertsten Umzugskarton an mir vorbei zum Lastwagen.

Böse blickte ich ihm hinterher.

Als ob! Ich war mir sicher, mitten in der Pampa zwischen Kuhfladen und Einöde, da würde es mir bestimmt nicht gefallen.

Niemals!

Jan wollte auch nicht umziehen. Sonst sind wir praktisch nie einer Meinung. Mein großer Bruder ist ein blöder Hund. Mit seinen Muckis und seinem Surfertyp-Lächeln. Der tut immer so, als sei ich ein Baby. Dabei bin ich nur zweieinhalb Jahre jünger als er.

Einmal musste er mich mit ins Kino nehmen, als er mit seinen Freunden losziehen wollte. Mama meinte, ich sollte auch mal raus. An mir lag das echt nicht. Seitdem nennt er mich liebevoll seinen „Klotz am Bein". Arschloch!

Naja, jedenfalls wollte Jan wirklich genauso wenig umziehen wie ich. Also haben wir ausnahmsweise zusammengehalten und gemeinsam gebettelt und gejammert.

Geholfen hat es nichts.

Von wegen „Geld ist nicht alles"! Wenn Papa und Mama das gerafft hätten, hätten sie die Bude in Marienberg nie gekauft. Jan und ich durften nicht mal mit aussuchen. In einer Nacht-und-Nebel-Hauruck-Aktion haben sie das Haus gekauft.

„Ein echter Glücksfall!", fand Mama.

Weil ein Arbeitskollege von Papa da wen kannte, der wusste, dass da einer in Marienberg das Haus seiner toten Tante verkaufen wollte.

Na super! Und dann war die Tante auch noch uralt gewesen und hatte deshalb einen Treppenlift durchs ganze Haus gehabt. Genau das richtige für mich. Wenn das kein Zeichen war!

Mama und Papa waren jedenfalls total begeistert. Jan und ich nicht. Wieso auch?

„Jan?“, rief Mama. „Wo bist du? Wir brauchen dich! Du musst uns tragen helfen.“

Nichts. Keine Reaktion.

„Jaaan! Komm runter!“, schrie nun auch Papa.

„Bin auf dem Klo!“, kam da eine gedämpfte Stimme von oben.

„Nee, oder?“ Papa schüttelte genervt den Kopf.

„War ja klar!“, meckerte Mama.

Eine Viertelstunde und unzählige Kisten später kam Jan dann doch noch vom Klo.

Papa zeigte auf eine Kiste. „Da! Und sei vorsichtig, die ist sauschwer. Vielleicht nimmst du dir lieber ein Hündchen.“

Ein Hündchen, ist so eine Art Rollbrett zum Transport von schweren Sachen. Kein echtes, armes Hündchen. Nur, damit du es weißt. Meine Eltern sind manchmal bekloppt. Doch nicht so sehr, dass sie ihre Umzugskartons von Hunden schleppen lassen. Dafür haben sie Jan, den dummen Hund.

Jan murmelte irgendwas Unfreundliches und machte sich auf zum Schuppen. Ein Hündchen, also Rollbrett, suchen. Es dauerte und dauerte. Jan ließ sich Zeit. Er wollte nicht umziehen.

Schließlich kam er wieder in den Flur. Ohne Hündchen. Dann ging er zum Karton und hob ihn versuchsweise an. Er war wirklich sauschwer. Jan setzte den Karton stöhnend ab und schaute sich suchend um. Sein Blick fiel auf mich. Er lächelte plötzlich.

„Nein!“, sagte ich fest. „Auf gar keinen Fall! Vergiss es!“

Jan packte den Karton und wuchtete ihn auf meinen Schoß. Dann schob er den Rollstuhl mit der Kiste, die mich langsam zerquetschte, ganz entspannt zum Umzugswagen.

Als Papa ihn entgeistert anschaute, zuckte Jan nur mit den Schultern und meinte: „Mia wollte unbedingt helfen.“

„Du *****!“, dachte ich mir.

Statt das laut zu sagen, lächelte ich gequält und säuselte: „Ja, ich möchte ganz schnell nach Marienberg. Da habe ich Jan dann ganz für mich alleine. Das wird bestimmt toll, Brüderchen! Oder?“

Wenn Blicke töten hätten können, wäre die Geschichte bereits an dieser Stelle zu Ende gewesen. Passiert ist zum Glück nichts.

Nach Stunden der Packerei, in denen mein blöder Bruder mich immer wieder als rollende Unterstützung für schwere Kisten benutzte, waren wir endlich fertig. Unser gesamtes Hab und Gut war ordentlich im Laster verladen.

„Bereit?“, fragte Papa. „Dann kann es ja losgehen.“

Wir waren nicht bereit.

Das war egal.

„Das war nur eine rhetorische Frage!“, meinte Papa und fügte achselzuckend hinzu: „Es nützt alles nichts, das Haus hier ist verkauft. Uns bleibt nur das neue Haus in Marienberg.“

„Das wird bestimmt ganz toll! Die Natur, die gute Luft und der Schnee im Winter!“, versuchte Mama, die Stimmung zu retten.

„Als ob!“, brummte ich unwillig.

Papa legte die Bremsen an meinem Rolli ein, löste den Gurt und hob mich ins Auto. Da saß ich nun widerwillig und musste mit. Papa stieg in den Laster, den er extra für den Umzug gemietet hatte. Dreimal war er an den vergangenen Wochenenden schon mit Mama hin- und hergefahren. Das hier war nun die letzte Fuhre.

Mama und Jan stiegen zu mir ins Auto.

Dann ging es wirklich los.

Kapitel 4: Die Fahrt – Glotzen, bis das Licht ausgeht

Ich war irgendwie total aufgeregt, weil ich nicht wusste, was uns erwarten würde. Ich wusste nur: Ich fahre jetzt in ein Kaff am A der Welt und da muss ich dann leben. Ob es mir passt oder nicht.

Genervt schaute ich aus dem Fenster und sah die Welt eilig vorbeifliegen. Bald kam mir nichts mehr bekannt vor. Alles war fremd. Sogar die Bäume am Fahrbahnrand. Immer mehr Kiefern, dann Tannen und Fichten.

Die Landschaft wurde hügeliger. Im Rückspiegel konnte ich Papa am Steuer des Umzugswagens sehen. Wie festgeklebt hing er praktisch an unserer Stoßstange. Aus dem Radio trällerte irgendeine bescheuerte Lala-Melodie.

„Mach das aus!“, stöhnte ich. „Können wir nichts Vernünftiges hören?“

„Klar. Können wir“, Jan nickte und verband sein Handy über Bluetooth mit dem Autoradio. Erst wollte ich protestieren, doch wenn ich ehrlich bin, hat mein Bruder eigentlich einen guten Musikgeschmack. Also ließ ich ihm seine Lieder.

Dieses Mal war die Auswahl besonders. Ganz viele traurige, wehmütige Lieder.

„Muss das sein?“, meckerte Mama.

„Habe ich extra für die Fahrt zusammengestellt.“ Jan blickte trotzig zu Mama.

„Passt ja auch!“, sagte ich und wunderte mich, dass ich ihm half. Naja, war schließlich ein Scheißtag für uns beide.

Wir fuhren und fuhren.

Langsam wurde es dunkel. Die traurigen Lieder mischten sich mit der Dunkelheit zu einem Brei.

Ich konnte kaum noch atmen.

„Fenster auf!“, rief ich nach vorn.

Mama öffnete das Fenster und frische, würzige Heuwiesenluft strömte herein. Ahh, das roch sooo gut! Ich musste lächeln. Schnell verkniff ich mir das Lächeln wieder.

Nicht, dass Mama noch auf die Idee kam, mir würde hier irgendwas gefallen. So war es nämlich nicht. Echt nicht. Nur der Geruch, okay. Sonst? Nichts!

Dann begannen die Serpentinen. In engen Kurven schlängelten wir uns die Berge hoch. Rechts und links nur Wald und Dunkelheit. Straßenlaternen gab es hier nirgends. Mama fuhr langsamer, schlich förmlich den Berg hoch.

„Boah, ist das ein Schleichweg oder was? Oder warum schleichst du plötzlich so lahm den Berg hoch?“

„Wahrscheinlich will das Auto auch nicht nach Marienberg und fährt deshalb so lahm“, antwortete ich auf Jans Bemerkung.

„Still!“, zischte Mama. „Ich muss mich konzentrieren. Papa kann mit dem Laster auch nicht schneller.“

Konzentrieren? Wieso? Warum war Mama plötzlich so gestresst? Die Straße war leer. Es gab nur unser Auto und Papas Laster.

Dann, ganz plötzlich, wurde es taghell. Geblendet blinzelte ich und schaute von hinten durch die Frontscheibe. Links Berg, rechts Abgrund.

Ahh! Die Straße war so unglaublich schmal!

Das Auto, das uns vor der Haarnadelkurve entgegenkam, passte gerade so an uns vorbei.

Im Rückspiegel sah ich, dass Papa seinen Außenspiegel einklappte. Der Typ im anderen Wagen machte es Papa nach. Dann passten sie beide aneinander vorbei. Puh!

Erschrocken sah ich zu Jan. Er machte auf cool, nickte mir zu und meinte: „Tja, die Straße hier ist nichts für Babys!“

„Warum fährt der Idiot mit Fernlicht? Der hat mich so geblendet. Seid froh, dass ich nicht noch etwas weiter nach rechts ausgewichen bin.“ Mama war ganz aufgeregt. Ich auch.

„Ich habe immer gesagt, Schwarzwald ist kacke. Ihr wolltet unbedingt umziehen“, beschwerte ich mich.

Mama reagierte nicht.

Sie ignorierte mich einfach!

So was hasse ich. Wenn Leute mich einfach ignorieren.

Dann trat Mama auf die Bremse. Nicht sanft wie sonst. Auch nicht feste. Nein, volle Kanne.

Mit quietschenden Reifen kamen wir zum Stehen. Jan, der wie ein Affe vornübergebeugt an seinem Handy gehangen und Netz gesucht hatte, wippte durch den Ruck nach vorn. Mit einem leisen „Tock“ klatschte Jans Stirn an das Armaturenbrett.

„Au!“, stöhnte Jan und schob ein „Alles okay!“ nach, um Mama zu beruhigen.

Doch Mama schien ihn gar nicht zu bemerken. Sie starrte nur wie hypnotisiert nach vorn. Jan und ich folgten ihrem Blick. Im Licht der Scheinwerfer, direkt vor unserem Auto, stand ein Reh. Ein echtes Reh. Wir glotzten, als hätten wir noch nie ein Reh gesehen, und das Reh glotzte einfach zurück. Es war bescheuert. Fast, wie wenn ich mit meinem Rollstuhl durch die Einkaufsstraße fahre und alle mich anglotzen. So ist das also, wenn man nicht weggucken kann.

Unangenehm.

Ich konnte trotzdem nicht weggucken und glotzte einfach weiter. Dabei hatte ich schon oft Rehe im Wildpark gesehen und sogar gefüttert. Doch das hier, mitten auf der Straße, in der Nacht, im Wald, das war etwas ganz anderes. Irgendwie unheimlich.

„Meint ihr, ich habe es erwischt?“, wisperte Mama.

„Nein“, hauchte Jan.

„Warum flüstert ihr?“, fragte ich vorsichtshalber, auch eher leise.

„Keine Ahnung“, sagte Mama dann schon viel gefasster. „Jan, steig aus und jag es weg. Wir müssen weiter!“

„Ich? Wieso ich?“, war Jan plötzlich gar nicht mehr so cool.

„Soll ich etwa?“, fragte ich herausfordernd und freute mich, dass ich ausnahmsweise mal nicht das Baby war.

Jan öffnete das Fenster und rief „Husch! Husch!“

Das Reh glotzte uns einfach weiter an, wie eine der Porzellankatzen in meinem Regal.

Da hatte Mama die rettende Idee: Sie machte die Scheinwerfer aus und wartete kurz.

Als sie das Licht wieder anmachte, war das Reh weg.

„Im Licht erstarrt!“, sagte Mama und fuhr wieder los.

„Wie Jan, wenn er ein Reh sieht!“, gluckste ich.

„Haha!“, ärgerte sich Jan und drehte sich zu mir. Dann musste er auch lachen. Lachen ist gut gegen einen großen Schreck. Und, du kannst mir glauben, das mit dem Reh war ein Megaschreck.

Die letzten dreißig Minuten vergingen ohne Zwischenfälle. Weil es kein Netz gab, konnten wir nur die zwei Lieder hören, die Jan irgendwann mal runtergeladen hatte. „Highway to Hell“ und „Anne Kaffeekanne“. „Anne Kaffeekanne“ natürlich nur, um mich zu nerven.

Nach den Schreckmomenten auf der Bergstraße gefiel mir „Anne Kaffeekanne“. Es war irgendwie beruhigend. Das behältst du bitte für dich. Klar, oder?

Jedenfalls kamen wir dreißig Minuten später in Marienberg an. Erst merkte ich das gar nicht, weil ich nur einen einsamen Bauernhof erkennen konnte. Dann sah ich endlich ein Zeichen von Zivilisation! Eine Straßenlaterne zeigte an, dass hier so etwas wie ein Ort sein musste. Acht oder neun Häuser später kam eine zweite und vorerst letzte Straßenlaterne, dahinter eine kleine Kapelle. Und hinter der Kapelle, da war es endlich: unser Haus. Endlich, weil mir schon der Hintern vom Sitzen wehtat, nicht weil ich mich aufs Haus gefreut hätte.

Mama lenkte das Auto in unsere Einfahrt und hielt irgendwo im Nirgendwo. Papa parkte auch und kam zu uns herüber.

„Geschafft!“, rief Papa. Glücklich reckte und streckte er sich.

Er kam zu mir, hob mich aus dem Sitz und trug mich ins neue Haus.

Kapitel 5: Das neue Haus – Fernblick und Heimweh

Schon der Flur im Eingangsbereich war größer als mein altes Zimmer. Auch das riesige Wohnzimmer mit Kachelofen sah nicht schlecht aus. Und das, obwohl es noch nicht richtig eingerichtet war. Immerhin gab es schon eine große Wohnlandschaft aus dickem Leder, die richtig bequem aussah. Papa legte mich auf die Couch.

Ahhh. Endlich liegen! Das Ding war wirklich total gemütlich. Ich rollte mich auf den Bauch und stützte mich mit den Händen ab, um meinen Rücken durchzubiegen. Das tat gut! Ich hatte das Gefühl, bei der langen Fahrt beinahe einen Buckel bekommen zu haben.

Ein Buckel! Das hätte mir gerade noch gefehlt! Aber mein Rücken knackte brav und ich konnte mich wieder hinlegen.

Mama trug eine Tasche mit Klamotten und zwei Packungen Aufbackbrötchen rein, Papa und Jan unsere große Kühlbox mit Getränken und Wurst, Käse und Eiern. Damit war unser erstes Frühstück im neuen Haus gesichert. Papa seufzte zufrieden.

„Das hätten wir. Herzlich willkommen im neuen Haus! – Und jetzt: Ab ins Bett! Morgen ist auch noch ein Tag!“, sagte Mama und ging die Treppe runter, um Jan und mir unsere Zimmer zu zeigen.

Moment! Runter? Nicht hoch?

Unsere Eltern hatten tatsächlich ein Haus gekauft, in dem wir Kinder im Keller wohnen sollten.

„Im Keller?“, fragte auch Jan entgeistert. „Das ist doch nicht euer Ernst, oder?“

„Wartet ab“, sagte Mama geheimnisvoll. „Ihr werdet die Zimmer lieben.“

Die Zimmer waren groß, bestimmt über 20 Quadratmeter, und jeder hatte ein eigenes Bad.

Meines war barrierefrei und hatte neben ebenerdiger Dusche und Spezialklo sogar eine Whirlpoolwanne mit Lifter.

Die Rollläden im Zimmer waren heruntergelassen, genau wie bei Jan. Keller bleibt Keller, auch mit Whirlpoolwanne, dachte ich wütend.

Ich wollte nichts Gutes an unserer neuen Bleibe sehen, denn ich sehnte mich schon jetzt nach Hause, nach Düsseldorf. Doch dort gab es kein Zuhause mehr für uns. Das Haus war weg.

„Na toll!“, schimpfte auch Jan. „Jetzt sind wir die Kellerkinder aus‘m Kaff am A. der Welt!“

Mama und Papa schüttelten genervt die Köpfe.

„Euch kann man es nie rechtmachen!“, murrte Mama und ging selber schlafen.

Das Elternschlafzimmer war natürlich oben. Klar!

Papa legte mich aufs Bett.

„T-Shirt und Leggings behältst du heute für die Nacht an. Ist doch okay, oder?“

„Ja, warum nicht.“

Ich war plötzlich todmüde.

„Nacht! Schlaf gut! Denk dran, was du in der ersten Nacht im neuen Haus träumst, wird wahr.“

„Nacht“, murmelte ich zurück, bevor auch Papa Richtung Schlafzimmer abdampfte.

„Ich hoffe, ich träume, dass wir im Lotto gewinnen und zurück nach Hause ziehen. In unser richtiges Zuhause!“, murmelte Jan.

„Gute Idee, Jan! Das werde ich auch versuchen.“

Dann ging auch Jan und ich lag alleine in meinem neuen Zimmer.

Neben dem Bett waren drei Schalter. Ich drückte einen, um das Licht auszumachen, da begann das Rollo hochzufahren. Schnell drückte ich einen anderen Knopf und lag plötzlich in völliger Dunkelheit. Das fing ja gut an!

Ich tastete nach den Schaltern, von einem ging ein ganz schwaches Nachleuchten aus. Ich drückte drauf. Das Licht war wieder an. Wenigstens leuchtete der Lichtschalter im Dunkeln. Das Rollo war nun ganz hochgefahren und ich sah – nichts. Es war viel zu dunkel draußen. Ich löschte das Licht, deckte mich mühsam zu und schlief ein. Statt von einem Lottogewinn träumte ich nur wirres Zeug. Morgens konnte ich mich nicht mehr dran erinnern. Mist.

Langsam öffnete ich die Augen und schaute durch die große Fensterfront nach draußen. Da war tatsächlich meine eigene Terrasse. Der Himmel war strahlend blau und in der Ferne konnte ich die Alpen sehen. Sogar den Schnee auf den Bergspitzen konnte ich erkennen.

Wow! Ich musste zugeben, dass das Zimmer kein Kellerverschlag, sondern ein tolles Zimmer mit Wahnsinnsausblick war. Mama und Papa wollte ich das vorerst aber nicht auf die Nase binden. Sonst hätten die noch gedacht, mir würde der Schwarzwald gefallen.

Da lag ich nun in meinem Bett und musste warten. Warten, bis irgendwer aufstand, mir beim Waschen und Anziehen half und mich hochtrug.

Ich kann zwar nur lahm schreiben, aber tippen kann ich supergut und echt schnell. Wenn man so behindert ist, wie ich, liegt man viel rum. Du kannst zum Beispiel nur aufstehen, wenn vorher schon wer aufgestanden ist, der dich ins Wohnzimmer trägt oder so. Morgens, wenn alle noch schlafen, bin ich oft schon wach.

So wie heute. Dann liege ich rum und denke. Denken kann ich gut. Ich liege da und denke mir Geschichten aus. Fliege in ferne Länder und erlebe fantastische Abenteuer. Das habe ich schon immer so gemacht. Schon im Kindergarten. Aber jetzt, jetzt tippe ich die Geschichten in mein Tablet und schreibe richtige Bücher. Naja, Manuskripte. So heißen nämlich

Bücher, die noch keine sind. Also Texte, die ein Buch sein könnten und in ihrem Herzen vielleicht auch sind, wo jedoch noch ein Verlag fehlt.

Irgendwann bin ich mal mutig und schicke meine Anderswelt-Trilogie an einen Verlag. Und dann, ganz vielleicht, werde ich eine berühmte Autorin. Ich weiß, du willst weiterlesen und ich quatsche mal wieder zu viel. Sorry, ich quatsche eben gern.

Ich wälzte mich zur Seite, schnappte mir mein Tablet und begann zu schreiben. Irgendwann kam Mama runter, half mir dabei, mich fertig zu machen und setzte mich in den Rolli. An der Treppe nach oben angekommen, freute sich Mama.

„Guck mal, hier stellst du dich mit deinem Rolli auf die Plattform, klappst den Bügel runter und dann kannst du ganz bequem nach oben fahren. Wann immer du willst. Kein Warten und kein Schleppen mehr! Davon haben wir beide was!"

Vorsichtig rollte ich auf die Rolliplattform des Lifts und fuhr hoch. Mit 0,00003km/h oder so! Gefühlte zehn Minuten später war ich endlich oben. Dass ich von nun an alleine hoch und runter konnte, fand ich trotzdem toll.

Papa und Jan schliefen noch. Mama machte mir Omelett. Omelett in Streifen geschnitten kann ich selber essen, Rührei fällt mir meistens von der Gabel. Egal, Omelett finde ich sowieso besser.

Nach dem Frühstück beschloss ich erstmal, das Beste aus meiner Situation zu machen und meine neugewonnene Freiheit zu genießen. Ich stellte mich auf die Rampe, fuhr ultra lahm runter und dann in mein Zimmer. Es dauerte etwas, bis ich die Balkontüre offen hatte, aber es lohnte sich. Die Luft roch so gut nach frischgemähter Kräuterwiese! Ich fuhr raus auf die Terrasse. Von hier konnte ich die Berge der Alpen viel besser sehen. Obwohl es noch einigermaßen früh war, merkte ich, dass es heute richtig heiß werden würde. Schon jetzt war es in der Sonne angenehm warm.

Der Blick auf die verschneiten Bergspitzen tat da besonders gut. Ich sah mich um. Auf der Terrasse gab es einen Tisch, zwei Stühle und eine Sonnenliege. Dahinter begann unser Garten mit einer großen Wiese. Ein Weg führte bis zu einem kleinen Bach. Wir hatten echt einen richtigen Bach im Garten. Voll cool! Gerne hätte ich das Sandra, meiner besten Freundin aus meiner alten Klasse, erzählt. Aber die war irgendwo auf Curacao im Urlaub und mit Delfinen schwimmen. Die hatte es gut. Immerhin hatte sie versprochen, mich anzurufen, sobald sie wieder in Düsseldorf war. Das dauerte noch fünf lange Wochen.

Also beschloss ich, den Weg zum Bach hinunterzufahren. Der Schotter des schmalen Weges knirschte unter meinen Rädern. Es staubte ein bisschen. Nicht, weil ich so schnell war, sondern weil der Boden so trocken war. Am Bach wehte ein sanfter Wind. Eher ein laues Lüftchen. Das war angenehm. Ich beugte mich runter, hob einen Stein auf und warf. Mit einem lauten „Plumps" landete er im Bach. Zufrieden sah ich mich um. Ein guter Wurf! Für mich zumindest. Ich nahm noch einen Stein. Dieses Mal machte es „Tock-Platsch", denn mein Stein prallte zuerst an einem großen Uferstein ab, bevor er in den Bach fiel. Zwei in Folge.

Triumphierend sah ich mich um. Niemand war zu sehen. Wiesen, Felder, ein paar Häuser verstreut dazwischen. Menschen? Nee! Und Leute in meinem Alter schon gar nicht. Meine Laune verschlechterte sich, als ich daran dachte, dass ich hier nun wohnen musste. Mitten im ödesten Kaff dieser Erde. Ich glotzte noch etwas vor mich hin und fuhr dann wieder rein.

Kapitel 6: Zeit, „Scheiße!“ zu schreien

Meine Laune war so schlecht, dass ich noch nicht mal am zweiten Band meiner Trilogie weiterschreiben wollte. Ich konnte die ganze Zeit nur daran denken, was für eine arme Sau ich war.

Gefangen in einem Kaff am A. der Welt, ohne Freunde. Als ob das noch nicht reichen würde, war ich außerdem auf die Hilfe von anderen angewiesen.

Ich beschloss daher, heimlich zu trainieren, damit ich irgendwann zumindest alleine vom Bett in den Rolli und umgekehrt steigen könnte. Ein bisschen mehr Selbstständigkeit und Freiheit, das wünschte ich mir.

Noch mehr wollte ich weg aus diesem blöden Kaff. Egal, wie lieblich der Bach hier plätscherte und wie sehr die Luft nach Wildblumenheu roch, ich fühlte mich sooo einsam.

Ich heulte kurz ein bisschen, bis ich mich leergeweint hatte und es mir besser ging. Hätte Jan mich gesehen, hätte er bestimmt wieder „Baby!“ gerufen. Der schlief aber zum Glück noch.

Mit dem Rolli fuhr ich bis an die Bettkante und machte die Bremse rein. Dann schnallte ich mich ab. Vorsichtig beugte ich mich mit dem Oberkörper über das Bett und klammerte mich ans Laken.

Ich dachte, ich könnte mich daran ins Bett ziehen.

Ein Stückchen ging das auch. Bestimmt würde ich es beim ersten Versuch einfach so schaffen.

Kräftig zog ich mich noch ein Stückchen weiter aufs Bett. Plötzlich kam ich nicht weiter. Der Rollstuhl stand zu nah am Bett. Meine Beine hatten sich zwischen Rolli und Bett verhakt. Ich konnte weder vor noch zurück.

Mist. Nee, nicht einfach nur Mist.

Das war richtig scheiße.

„Scheiße“, sagt man nicht, denkst du jetzt vielleicht. In einem Buch schreibt man das erst recht nicht. Denkst du. Dann sag ich dir was: Manchmal muss man einfach ganz laut „Scheiße“ schreien. Sonst kriegt man ein Magengeschwür oder so. Ich bin schon behindert genug, auf ein zusätzliches Magengeschwür kann ich gut verzichten. Danke.

Halb lag ich auf dem Bett, halb klemmte ich zwischen Bett und Rolli. Ich versuchte nochmal, mich aus der unbequemen Lage zu befreien. Es ging nicht.

Ich wusste, es war an der Zeit, ganz laut „Scheiße!“ zu schreien. Und ich schrie.

Ich hätte natürlich auch „Hilfe!“ rufen können, aber mir war mehr nach „Scheiße!“. Es rumpelte, und dann hörte ich, wie Jan aus dem Bett sprang und zu mir lief. Ohne Zögern oder einen blöden Kommentar half er mir aufs Bett.

„Tut mir leid, dass ich dich geweckt habe“, sagte ich kleinlaut.

„Ich. Ich wollte nur ...“, plötzlich musste ich wieder heulen.

Jan setzte sich neben mich.

„Schon gut. Ich finde es hier auch scheiße. Bin schon länger wach, bin einfach liegengeblieben. Hier gibt es nichts für mich zu tun. Gar nichts.“

Er sah mich an. „Wir beide müssen jetzt zusammenhalten, irgendwie werden wir das schon schaffen. Mama und Papa können nicht ewig hier mit uns wohnen bleiben, wenn sie sehen, dass wir hier so unglücklich sind.“

Boah, manchmal war Jan toll und gar kein blöder Hund. Einfach ein richtig guter Bruder. So wie jetzt.

„Danke! Jan, ich revanchiere mich. Versprochen. Irgendwann kann ich dir auch mal helfen. Irgendwie.“

„Klar“, nickte Jan und ging.

Später kamen Mama und Papa zu uns runter.

„Los, kommt! Wir zeigen euch das Haus“, freute sich Mama. „Und den Garten mit dem hauseigenen Bach!“

Da half kein Meckern, das war klar. Einmal gucken mussten wir. Etwas neugierig waren wir auch. Also machten wir alle zusammen eine Führung durchs Haus und den Garten.

So weit war alles super. Am besten gefielen mir der große Kachelofen mit Kuschelecke, der Bach und natürlich mein Treppenlift. Das gleiche Haus in Düsseldorf und ich wäre glücklich gewesen. Aber so...

„Schaut euch doch ein bisschen die Gegend an!“, ermunterte uns Mama nach dem Mittagessen.

„Nee!“ Jan schüttelte den Kopf. „Ihr wollt nur euer Gewissen erleichtern. Das könnt ihr vergessen. Fahr du nur schön alleine, Mia, falls du das schon kannst, du Baby!“

Jan, der blöde Hund! Von wegen super Bruder.

„Dann fahre ich halt allein rum!“, erwiderte ich trotzig.

„Bleib im Ort, Mia!“, mahnte Mama und sagte mit Blick auf Jan: „So was möchte ich nicht nochmal hören. Das war nicht nett!“

Beleidigt stapfte Jan in sein Zimmer.

Warum war der jetzt beleidigt? Der war doch blöd zu mir gewesen. Musste seine schlechte Laune an mir auslassen, dabei wollten wir eigentlich nur Mama und Papa für den Umzug leiden lassen.

Als ich rausrollte, meinte Papa: „Vielleicht lernst du unterwegs ein paar neue Freunde kennen.“

Na klar! Bestimmt!

„Soll ich mich im Elektrorollstuhl an die Bushaltestelle stellen und winken. oder was?“, fragte ich böse.

Kapitel 7: Winken, bis der Bus kommt

Schlecht gelaunt fuhr ich die Straße lang. Erst linksrum an der Kapelle vorbei. Viel weiter kam ich nicht. Der Bürgersteig ging nämlich nur bis zum Haus danach.

Also drehte ich um und fuhr zurück, wieder vorbei an der Kapelle, unserem Haus, am Zigarettenautomaten, an noch drei Häusern und bis zur Bushaltestelle. Hinter der Bushaltestelle führte ein Wanderweg in den Wald. Sonst gab es hier nichts. Doch, da stand noch eine dritte Straßenlaterne.

Der Bürgersteig endete genau am kleinen Wartehäuschen. Solche Wartehäuschen aus Holz gibt es in Düsseldorf nicht, höchstens mit Glasdach. Ich fuhr hinein, um mir das mal genauer anzusehen, denn ich wollte nicht sofort wieder nach Hause.

Die Hütte war zur Straße hin offen, sonst war es eine richtige Holzhütte mit Fenstern an den Seiten. An allen drei Wänden waren Holzbänke befestigt und es gab sogar einen Tisch, der mit dem Boden verschraubt war. Dachten die echt, irgendwer würde den fetten Holztisch klauen? Wer denn? Hier gab es doch bestimmt höchstens 70 Leute oder so.

Wahrscheinlich eher 50. Neben dem Mülleimer befand sich noch eine Holzkiste mit Split zum Streuen für den Winter. Wow! Jetzt hatte ich alles gesehen! Gerade wollte ich wenden und aus dem Häuschen fahren, als ein Bus anhielt und zwei Mädchen kichernd ausstiegen. Ich schätzte die jüngere ungefähr auf mein Alter, die andere vielleicht etwas älter.

Jetzt sollte ich wohl winken, dachte ich sarkastisch und wartete, dass sie mir Platz machten und ich durchkonnte.

Zurück nach Hause. Zu unserem saublöden Zuhause.

Dann kam alles anders: Die Mädchen guckten mich neugierig an. Hatten wahrscheinlich noch nie ne Behinderte gesehen, dachte ich.

„Hi! Gehörst du zu den Neuen in der 7? Ihr kommt aus Düsseldorf, oder?"

„Ja", sagte ich zaghaft.

Woher wussten die das? Das andere Mädchen strahlte mich an.

„Hier in dem Kaff ist nichts los. Ihr seid gerade die Attraktion. Endlich neue Leute. So etwas spricht sich schnell rum."

„In welche Schule kommst du denn? Wir machen nächste Woche einen Ausflug zum Wipfelsteig, das wird bestimmt toll. Da kann man auch mit dem Rollstuhl lang. Habe ich schon mal gesehen."

„Ich komme auf die Joshua Juchri Gesamtschule. Aber erst nach den Ferien."

„Schade, wir sind auf dem Gymnasium in Sankt Blasien. Mein Bruder ist an der Juchri. Ist ganz okay, die Schule!", erklärte die eine.

„Erst nach den Ferien?", staunte die andere. „Bis dahin sind es ja noch zehn Wochen!"

„Mann, du hast ein Glück!", fand die erste.

Hatten die meinen Rollstuhl nicht gesehen? Dachten die, so ein Ding sei in Düsseldorf gerade in?

„Wie heißt du eigentlich?", fragten sie dann.

„Mia. Ich bin fünfzehn und ihr?", fragte ich zurück.

„Ich bin Emily und das ist Rebecca", sagte die wahrscheinlich ältere.

„Ich bin sechzehn und Rebecca ist fünfzehn."

Ich hatte also Recht gehabt. Rebecca war blond wie ich und hatte strahlend blaue Augen. Für mich sah sie aus wie ein Model. Selbst in einem Kartoffelsack hätte sie bestimmt noch toll ausgesehen.

Emily war etwas kleiner und hatte wilde, braune Haare und richtige Rehaugen. Ein hübsches Mädchen, aber eins zum Pferdestehlen – so wirkte sie zumindest.

Und dann war da noch ich in meinem gelben Sommerkleid und meinem E-Rolli. In meinem E-Rolli ... Der schien die beiden komischerweise herzlich wenig zu interessieren. Von wo ich kam dagegen schon.

„Boah, Düsseldorf!", schwärmte Emily. „Da gibt es bestimmt alles. Diskotheken, Trampolinhallen ..."

„Und Klamottenläden! Nicht nur NKD und Takko Fashion!", jauchzte Rebecca. „Du musst uns alles erzählen, ja? Wie das Großstadtleben so ist und so!"

„Klar, gerne!", nickte ich.

Das war ja einfach! Hatte ich jetzt echt an der Bushaltestelle Freundinnen gefunden? Sogar ohne Winken? Ich konnte es kaum glauben.

„Wir kommen dann gleich um vier oder so zu dir, ja?", fragte Emily.

Ich meine: lud sich Emily gerade selbst ein. Egal.

„In eurem Haus hat ewig eine uralte Oma gewohnt. Ich bin schon total neugierig, wie es jetzt da aussieht", entschuldigte sich Rebecca. „Ist es okay, wenn wir einfach so vorbeikommen?"

„Na klar! Ich freue mich, wenn ihr kommt." Das meinte ich ehrlich. Ich hatte eigentlich damit gerechnet, dass normale Dorfmädchen Berührungsängste mit so Behinderten wie mir haben würden.

„So, wir müssen los. Mittagessen. Später kommen wir vorbei, okay?", verabschiedete sich Rebecca.

Emily winkte, ich winkte und die beiden zogen ab. Nun hatte ich also doch noch gewinkt.

Egal.

Ich fühlte mich super und fuhr nach Hause.

„Und?", fragte Mama.

„Ganz okay. Später kommen noch zwei Mädchen vorbei."

Ich sagte das so beiläufig wie möglich, dabei war ich schon total aufgeregt. Aber ich wollte cool bleiben.

Mama nicht. Sie jubelte glücklich und hüpfte durchs Wohnzimmer.

„Oh, das ist toll! Ich wusste, du würdest Freundinnen finden. Doch so schnell? Damit hätte ich nicht gerechnet! Wie hast du sie denn kennengelernt?"

„An der Bushaltestelle", antwortete ich wahrheitsgemäß. Dann gluckste ich los. Das war doch echt zu verrückt. Mama lachte mit. „Dann rufe ich Papa an, dass er Eis mitbringen soll und Donuts."

„Wieso? Wo ist Papa denn?"

„Mit Jan einkaufen gefahren."

„Ich fahr mal in mein Zimmer. Und packe ein paar Kisten aus", sagte ich und düste los.

Zuerst überlegte ich, ob Eis und Donuts zu viel wären und irgendwie verzweifelt rüberkommen würden, aber es war ein heißer Tag und da muss sowas okay sein, finde ich.

Kapitel 8: Das lahmste Fahrgeschäft der Welt

Endlich war es vier, das heißt natürlich 16 Uhr. Ich war total aufgeregt und versuchte, cool zu bleiben. Und so zu tun, als würde ich jeden Tag neue Freunde finden.

Erst überlegte ich, ob ich oben warten und die Tür aufmachen sollte. Aber dann hätte ich so quälend langsam mit dem Treppenlift runterfahren müssen. Das war mir zu peinlich.

Zum Glück hatte Mama eine Idee: „Fahr du nur auf deine Terrasse. Ich schicke die Mädchen dann zu dir."

So saß ich auf der Terrasse, wartete und versuchte zugleich, beschäftigt zu wirken. Ich hatte mein Tablet in der Hand, weil ich glaubte, dass ich so am normalsten rüberkommen würde.

Und dann kamen sie tatsächlich: Zuerst hörte ich ein Klingeln und dann meine Mutter, freundlich, doch ruhig und zurückhaltend – sie wollte mich wohl nicht blamieren. Gut so.

Emily und Rebecca kamen kurz darauf die Treppe runter und schauten neugierig in mein Zimmer.

„Hallo! Ich bin hier draußen auf der Terrasse!", rief ich und winkte den beiden etwas ungelenk.

Blöde Spastik!

„Voll geil!", rief Rebecca begeistert.

„Dein Zimmer ist echt schön und dann hast du noch ne eigene Terrasse!"

Ich freute mich.

„Dann schaut mal in mein Badezimmer. Da habe ich eine Whirlpoolbadewanne!"

„Nee! Oder?"

„Wir dürfen doch mal kurz?", fragte Emily und ging mit Rebecca ins Bad.

„Hammer!", fand Emily.

„Voll geil!", ergänzte Rebecca begeistert.

Dann kamen sie raus zu mir.

„Machst du eigentlich eine Einweihungsparty?", fragte Emily.

„Boah, bist du dreist!", schimpfte Rebecca.

„Ich frage ja nur." Emily zuckte entschuldigend mit den Schultern.

„Wenn, seid ihr dabei!", erklärte ich begeistert. „Gibt es denn hier noch mehr Leute in unserem Alter?"

„Meinen Bruder Chrissi. Der ist siebzehn. Und Emilys Freund Karl, der ist neunzehn. Mehr gibt es nicht. Oder hast du noch Geschwister?"

„Mmh. Mein Bruder Jan ist auch siebzehn, wie dein Bruder."

„Wo ist der denn?"

„Mit meinem Vater einkaufen, müsste gleich kommen."

Ich hatte das gerade gesagt, da hörten wir, wie oben ein Auto in unserer Einfahrt hielt. Das mussten sie sein. Und tatsächlich kam Jan sofort zu uns gelaufen.

„Hi, ich soll euch Eis bringen", sagte er und wurde etwas unsicher, als er sah, wie hübsch und normal meine neuen Freundinnen waren. „Ich bin Jan, freut mich!"

„Rebecca!", nickte ihm Rebecca freundlich zu.

„Emily", stellte sich Emily kurz vor.

Jan gab jeder von uns einen Ben & Jerry's-Eisbecher samt Löffel und setzte sich mit seinem Eis einfach zu uns auf die Terrasse. Sonst wollte er absolut nicht mit mir gesehen werden, aber jetzt auf einmal fand er es ganz toll bei mir. Ja, ja. Ich wusste natürlich, dass mein Bruder auch einsam war. Deshalb sagte ich nichts, sondern tat so, als sei es ganz normal, dass wir zusammen rumhingen.

Wir quatschten bis kurz vor 20 Uhr über alles Mögliche. Rebecca wollte sogar unbedingt meine Klamotten sehen.

„Das Top ist voll schön!“, lobte sie begeistert, als sie meinen Schrank durchwühlte.

„Leihst du mir das mal? Ich leih dir auch was von meinem Zeug, wenn du willst. Nächstes Mal treffen wir uns bei mir und dann kannst du gucken, was dir gefällt.“

„Klar, nimm‘ mit!“, sagte ich ganz beiläufig.

So, als würde ich so was ständig gefragt.

Wurde ich natürlich noch nie.

Zu behindert, nehme ich an.

Naja, das war jetzt egal.

Die Klamottenwühlerei wurde Jan dann doch zu viel und er verzog sich in sein Zimmer.

„Man sieht sich“, sagte er im Hinausgehen. Als er weg war, begannen Emily und Rebecca zu kichern.

„Dein Bruder ist voll süß!“, schwärmte Rebecca. Emily kniete theatralisch nieder und streckte die Hände gen Himmel.

„Danke, Gott! Danke! Endlich ein Kerl für Rebecca! Karl wird sich soooo freuen!“

„Wieso freut sich Karl?“, fragte ich verwirrt.

„Na, wenn Rebecca mit deinem Bruder abhängt, dann hat er mich endlich mal für sich.“, stellte Emily vergnügt fest.

Rebecca schaute mich verschwörerisch an: „Auf was für Mädchen steht er denn? Meinst du, ich habe eine Chance?“

„Garantiert!“, nickte ich. „Nur wegen euch ist er so lange in meinem Zimmer geblieben.“

Rebecca strahlte: „Das hört sich doch gut an!“

Ich wollte nicht fragen, aber ich musste. Sonst hätte ich die ganze Zeit drüber nachgedacht.

Ich wurde ernst. Mir war sogar plötzlich ein bisschen schlecht. „Ähm, ich muss euch noch was fragen. Was Peinliches."

„Was denn?", wollten beide wissen.

„Ihr wart sofort so nett zu mir. Und ich bin so behindert mit meinem Rolli und so. Also, ich wollte fragen, ob ihr mich nur aus Mitleid angesprochen habt oder um Jan kennenzulernen – oder einfach so."

„Einfach so. Naja, nicht ganz einfach so. Wir waren total neugierig, wer in die 7 gezogen ist, und wir dachten, du lädst uns bestimmt ein, weil naja." Rebecca stockte.

„Weil ich behindert bin und deshalb vielleicht dankbarer, wen kennenzulernen?", überlegte ich laut.

„Ja."

Emily und Rebecca ließen die Köpfe hängen.

„Ist gar nicht so leicht, hier in der Pampa neue Freunde zu finden", gab Emily zu. „Wir dachten, bei dir hätten wir leichtes Spiel."

Ich seufzte erleichtert, denn die Idee war nicht schlecht gewesen.

„Dann ist ja alles klar!" Ich war glücklich und erleichtert. Meine beiden neuen Freundinnen wirkten auch erleichtert.

„Also, dann leihst du mir das Top und wir sehen uns morgen, okay?"

„Ja, gerne. Wirklich gerne! Ich bringe euch noch bis zur Treppe okay?"

„Oh." Rebecca schien enttäuscht zu sein.

„Was ist?", wollte ich wissen.

„Kann ich mal hochfahren?" Rebecca deutete auf den Treppenlift.

„Das Ding ist sau lahm."

„Egal! Das wollte ich schon immer mal!"

„Na, wenn du willst."

„Ich will auch!", bestimmte Emily.

„Ihr seid echt verrückt." Ich schüttelte den Kopf. Dann fuhr ich auf die Plattform des Treppenlifts und die beiden Mädels stiegen fröhlich zu. Unglaublich langsam machte sich das Ding daran, hochzufahren.

Wir waren vielleicht zwei, drei Stufen weit gekommen, als es an der Tür klingelte. Ich hörte, wie Papa öffnete.

„Guten Abend, entschuldigen Sie bitte die Störung. Ich soll meine Schwester abholen. Morgen ist Schule. Ist Rebecca noch bei ihnen?", hörte ich die Stimme eines Jungen.

„Ja, komm rein. Die Mädchen sind unten in Mias Zimmer."

„Nein! Wir kommen gerade hoch!", rief Rebecca. Der Treppenlift plagte sich im Schneckentempo nach oben.

„Könnte aber noch dauern!", kicherte Emily.

Neugierig spähten Papa und Rebeccas Bruder um die Ecke die Treppe hinunter. Als sie uns mit dieser unglaublichen Geschwindigkeit zu dritt hochrasen sahen, guckten beide so verdattert, dass wir in schallendes Gelächter ausbrachen.

„Ich mach mir gleich in die Hose!", quiekte Emily.

Rebecca und ich konnten vor lauter Lachen gar nicht mehr sprechen. Endlich kamen wir oben an. Zum Glück, ohne dass sich Emily in die Hose gepinkelt hatte. Wir hatten echt Bauchweh vom Lachen.

„Na, das war ja ein wilder Ritt!", sagte der Junge trocken.

„Ich bin Chrissi! Und du passt perfekt zu den beiden Verrückten da!" Er zeigte auf Emily und Rebecca.

Oh, wie nett! Ganz schön frech, dieser Chrissi.

„Danke! Ich bin Mia."

Ich konnte noch immer kaum ernst bleiben. Chrissi war blond, größer und vor allem deutlich muskulöser als Jan. Und ziemlich frech. Aber auf eine nette Art.

Die drei winkten noch einmal und gingen dann. Was für ein Tag!

Wieder unten angekommen, sprang Jan sofort zu mir rüber.

„Uuuund?", fragte er gespannt. „Was haben sie gesagt?"

„Wozu?", fragte ich und spielte die Ahnungslose.

„Haben sie was über mich gesagt?"

Ich musste grinsen. Es war ganz aufgeregt, mein Brüderchen.

„Hmmm ...", ließ ich mir Zeit.

Das machte mir irgendwie Spaß. Jetzt saß ich mal am längeren Hebel und musste nicht um Hilfe betteln.

„Rebecca ist hübsch, oder?", fragte ich stattdessen herausfordernd.

Jan wurde rot. Dunkelrot.

Aha. Ich hatte also ins Schwarze getroffen und wichtige Infos für meine neue Freundin gesammelt.

„Hat sie was über mich gesagt?", wollte Jan wissen.

„Nee!", log ich. „Morgen oder in den nächsten Tagen frage ich sie mal für dich aus."

„Das würdest du für mich tun? Danke. Ehrlich!"

„Klar, wir müssen doch zusammenhalten."

Mussten wir wirklich, wenn wir jemals hier wegkommen wollten.

Ich lag noch lange wach und dachte nach. Zwar hatte ich Rebecca und Emily gerade erst kennengelernt, trotzdem fühlte es sich schon irgendwie länger an. Vertraut.

Wir verstanden uns einfach auf Anhieb so gut, dass ich das Gefühl hatte, sie schon viel länger zu kennen.

Kapitel 9: Eimersaufen auf dem Bauernhof

Als ich am nächsten Morgen aufwachte, musste ich sofort an Rebecca und Emily denken. Ich konnte es gar nicht erwarten, dass sie aus der Schule kamen. Zum Glück war Freitag und das Wochenende stand vor der Tür. Freitags hatten sie doch bestimmt früher Schluss.

Das hoffte ich zumindest.

Ich sollte Recht behalten: Um 14 Uhr klingelte es an unserer Tür. Ich war gerade in der Nähe und öffnete. Es waren Emily und Rebecca! Rebecca trug mein Top. Es sah toll an ihr aus. Gut, dass ich es ihr geliehen hatte.

„Hallo!“, begrüßte ich die beiden. „Kommt rein!“

„Nee!“, beide schüttelten die Köpfe.

„Wir holen dich nur ab. Heute wirst du in meinen Klamotten wühlen“, erklärte Rebecca fröhlich.

„Mama!“, rief ich. Nichts. Keine Reaktion. Also nochmal: „Mamaaaa!“

Vom Dachboden kam ein gedämpftes „Ja, was ist, Schatz? Brauchst du Hilfe?“

„Nee! Ich gehe mit zu Rebecca, ich komme dann später wieder.“

Das musste sie gehört haben, denn plötzlich hörte ich Schritte, die sich sehr schnell näherten.

Dann kam Mama die letzten Stufen in den Flur hinunter. Betont langsam, so als wäre sie vorher nicht gerannt.

„Ah, ihr drei unternehmt etwas zusammen. Das ist schön. Hallo, ihr beiden!“, sagte sie.

„Hallo!“, grüßten meine neuen Freundinnen höflich zurück.

„Rebecca, wo wohnst du denn, nur falls was ist ...“

„Ich wohne in der Eins. Das ist der Bauernhof in Richtung Wald. Machen Sie sich keine Sorgen. Mein Zimmer ist im Erdgeschoss und falls doch was ist, dann habe ich noch einen starken Bruder. Der freut sich, wenn der mit seinen Muckis angeben kann“, wischte Rebecca die Bedenken von Mama beiseite. Gut gemacht!

„Na, dann: Viel Spaß ihr drei!“ Mama winkte kurz und verschwand wieder nach oben.

Das rechnete ich ihr hoch an. Bestimmt hätte sie uns gerne noch hinterher gewinkt. Sie tat es nicht. Denn sie wusste, dass ich nicht wollte, dass es so aussah, als sei es etwas Besonderes, dass ich von Freunden abgeholt wurde.

„Los geht’s!“, bestimmte Emily und wir machten uns auf.

Hinter der Bushaltestelle bogen wir auf den Wanderweg ein. Kurz vor dem Wald, wo schon das Dickicht begann, führte ein kleiner Trampelpfad nach rechts. Er war so schmal, dass ich mit einem Reifen auf der Wiese fahren musste.

Aber es klappte tatsächlich und ich freute mich darüber.

Nach vielleicht zehn Minuten kamen wir an Rebeccas Haus an. Es war wirklich ein alter Bauernhof mit Schopf und Hocheinfahrt in die Tenne, wo man durch ein großes hölzernes Tor zum Beispiel mit einem Traktor reinfahren konnte. Ich staunte. Das sah alles so urig und gemütlich aus!

„Habt ihr auch Kühe?“, fragte ich, als ich ein paar Hühner über den Hof laufen und am Misthaufen herumpicken sah.

„Ja. Und wir haben sogar noch etwas viel Besseres: Kälbchen!“, antwortete Rebecca und öffnete die Türe zum Stall.

Es roch nach Heu, trockenem Getreide und natürlich nach Kuh. Ich fand das angenehm, irgendwie beruhigend. In einer Ecke stand ein ganz kleines Kälbchen, abgetrennt von den anderen.

„Oh, was macht denn das süße Kälbchen da ganz allein?“, wunderte ich mich.

„Seine Mutter hat es verstoßen, deshalb ziehen Chrissi und ich es mit der Flasche auf. Es ist ganz zahm“, erklärte Rebecca.

„Darf ich vorstellen: Alma!“, ergänzte Emily.

Ich muss das Kälbchen ziemlich angestarrt haben, denn Rebecca fragte mich: „Willst du Alma ein Fläschchen geben?“

Was für eine Frage! Wie konnte man so was überhaupt fragen? Die Antwort war wohl klar! Wer würde denn nicht gerne einmal ein süßes Kälbchen mit einer Flasche füttern?

„Na klar! Total gerne. Meinst du das geht? Ich meine wegen dem Rolli. Nicht, dass es Angst bekommt.“

„Quatsch, wir fahren hier immer mit dem Minitraktor das Heu aus. Der ist größer und lauter.“

„Na dann!“, freute ich mich.

Emily kannte sich bei Rebecca perfekt aus und holte die Flasche, während Rebecca in einen Edelstahleimer Milch aus dem Milchtank zapfte. Dann kam Emily mit der Flasche. Es war keine normale Babyflasche, sondern eine drei Liter Spezial-Kälberflasche.

Rebecca füllte die Milch vom Eimer in die Flasche. „Den Rest trinken wir selbst“, überlegte sie mit Blick auf den kleinen Milchrest. Dann gab sie mir die Flasche. Sie war echt schwer, niemals würde ich damit meinen Arm ausstrecken können.

Emily erkannte mein Problem sofort.

„Leg sie dir zuerst mit dem Sauger nach vorne auf den Schoß. Dann schieb sie vor, damit sie nur noch halb auf deinem Schoß liegt. So kann das Kälbchen trinken und für dich ist es kein Problem.“

Wie gut, wenn man schlaue Freunde hat. Genau so machte ich es. Gierig nuckelte das Kälbchen am Sauger. Ruckzuck war die Flasche leer.

Rebecca strich sich die Haare aus dem Gesicht und hob den Milcheimer auf, den sie beiseite gestellt hatte: „Jetzt sind wir dran.“

„Du magst doch Milch?“, fragte Emily.

„Die auf jeden Fall!", war ich mir sicher.

Wir reichten den Eimer rum und jede trank einmal. Rebecca half mir. Das war echt die beste Milch meines Lebens!

Danach gingen wir in Rebeccas Zimmer. Ja, klar, ich fuhr natürlich. Ist doch logisch. Brauche ich eigentlich nicht zu schreiben, oder?

Jedenfalls waren wir dann bei Rebecca im Zimmer. Decke, Wände und Boden – alles war aus uraltem Holz. Das hört sich jetzt vielleicht nicht so toll an, aber das Holz machte irgendwie eine unglaublich gemütliche Stimmung.

Und Rebecca hatte Bücher. Ganz viele Bücher. Ich liebe Bücher! Deshalb schreibe ich meine Geschichten auch alle auf. Irgendwann werde ich eine berühmte Autorin sein. Ich weiß es schon genau. Da bin ich mir total sicher.

„Ich lese auch super gerne!", sagte ich und zeigte auf die Bücher.

Rebecca lächelte, aber Emily verzog das Gesicht: „Äh! Lesen! Nee, das brauche ich nicht. Selbst die Lektüre in der Schule lese ich nie ganz – nur stückchenweise. Das reicht auch. Hatte in Deutsch letztens trotzdem ne Drei."

„Wenn du das Buch ganz gelesen hättest, hättest du bestimmt eine Eins gehabt", tadelte Rebecca und schüttelte missbilligend den Kopf.

„Na und? Einsen sind was für Streber!"

Damit war das Thema durch und Rebecca präsentierte mir ihre Klamotten. Ich merkte sofort, dass es wirklich nur Takko und NKD bei denen gab. Die meisten Sachen hatten den typischen Takko-Style. Das wusste ich, weil ich auch Sachen von Takko habe. In Düsseldorf gibt es natürlich auch noch H&M, New Yorker, c&a und viele andere Läden mehr. Durch die größere Auswahl ist es in Düsseldorf leichter, sich individuell anzuziehen.

Bestellen konnte man zwar sogar hier, am A.... der Welt, das hatte mir Mama verraten. Aber das mochte ich sowieso nicht so gerne. Ich sehe die

Sachen lieber in echt, bevor ich sie kaufe. Bei Rebecca war das ähnlich, glaube ich. Na egal.

Ich suchte mir, auf Emilys Anraten, ein enges, weißblaues Batik-Oberteil mit V-Ausschnitt aus. Rebecca schien sich zu freuen, dass sie mir auch was leihen konnte. Ich freute mich auch. In diesem Moment fühlte ich mich so richtig schön normal.

Wir quatschten und futterten ein paar Kekse.

„Du, Rebecca“, sagte ich nach einer Weile verschwörerisch, „Jan findet dich sehr hübsch. Ich meine, du bist wirklich hübsch, das sieht jeder. Jan halt auch.“

„Ach ja, unsere wunderschöne, perfekte Rebecca! Die finden alle toll!“ Emily nickte wissend.

„Gar nicht!“, wimmelte Rebecca ab. „Außerdem finde ich nicht jeden toll.“

„Und Jan? Er hat, glaube ich, ein Auge auf dich geworfen.“ Ich hatte Jan versprochen, mich irgendwann zu revanchieren, als er mir ohne blöden Kommentar aufs Bett geholfen hatte. Jetzt schien mir der richtige Moment dafür gekommen zu sein. Außerdem würde es Rebecca einen Vorteil verschaffen, zu wissen, dass er sie mochte.

Wir Mädchen müssen zusammenhalten, dachte ich.

Da wurde Rebecca ganz aufgeregt.

„Er ist schon ziemlich süß“, gab sie schüchtern zu. „Dann kommen wir morgen wieder zu dir, okay?“

„Klar! Der Jan freut sich bestimmt auch“, nickte ich.

Rebecca kicherte verlegen.

Emily und ich sahen uns an und mussten grinsen.

Es war schön bei Rebecca.

So entspannt.

Kapitel 10: Kalter Bach und coole Jungs

Nach einer Weile meinte Emily, wir sollten noch ein bisschen rausgehen. Das schöne Wetter nicht verschwenden. Also sind wir raus. Richtung Bach.

Da fing Rebecca an zu kichern und zeigte auf den Platz vor der Werkstatt. Chrissi machte zwischen einem Reifenstapel und einem Kompressor Liegestützen. Sogar welche mit zwischendurch Klatschen.

„Hey Chrissi!“, rief Rebecca ihm zu. „Musst du genau jetzt deinen tollen Körper trainieren? Du bringst Mia noch in Verlegenheit. Bei dem Gehampel kann man gar nicht wegsehen.“

„Du bist echt witzig!“, lobte Chrissi seine Schwester sarkastisch.

Mir war das ziemlich peinlich. Jetzt dachte Chrissi bestimmt, ich hätte ihn angeglotzt, dabei hatte ich ihn nicht mal gesehen, bevor Rebecca auf ihn gezeigt hatte. Ich gab Vollgas, schnell zum Bach und außer Sichtweite.

Am Bach angekommen setzten sich Emily und Rebecca ans Ufer. Sie zogen die Schuhe aus und stellten ihre nackten Füße in den Bach. Ich wollte auch gerne meine Füße in den Bach stellen. Zum Glück war ich wegen der Hitze barfuß. Mit viel Mühe und etwas Hilfe meiner Hände bugsierte ich einen Fuß nach dem anderen in den Bach. Uiii, war das kalt. Das Wasser war richtig eisig. Prickelnd piekig.

Da saßen wir drei nun schweigend am Bach, starrten aufs Wasser und hingen unseren Gedanken nach. Es war eine entspannte Stille. Keine unangenehme, wenn man nicht weiß, was man sagen soll.

Irgendwann sagte ich doch was: „Rebecca, warum hast du das eben zu Chrissi gesagt? Jetzt denkt er bestimmt, ich hätte ihn angestarrt, dabei habe ich ihn erst gar nicht gesehen. Wahrscheinlich macht er sich jetzt über mich lustig. Oder es ist ihm unangenehm.“

„Ach Quatsch! In der Schule sind die Mädels ganz heiß auf den. Hier rufen auch öfter welche an, um ihn sich zu angeln. Chrissi reagiert auf so ein Getue gar nicht. Und lustig macht der sich bestimmt nicht über dich. Ist nicht seine Art."

„Aber er denkt jetzt bestimmt, ich finde ihn toll."

„Glaub mir: Der denkt sich nichts. Das ist nicht so seine Stärke." Rebecca lachte. Emily auch.

Ich nicht. Über so etwas lache ich nicht. Manche haben Probleme beim Bewegen, so wie ich. Andere beim Sehen oder Hören und wieder andere beim Denken. Da lacht man nicht drüber. Es ist nicht lustig, wenn man etwas genauso gut können möchte wie andere, aber es nie schafft.

Klar, das war nur so ein Spruch von Rebecca gewesen. Chrissi war ganz normal, trotzdem lache ich über so eine Bemerkung grundsätzlich nicht.

Das war auch gut so. Denn genau in dem Moment trat Chrissi aus dem Gebüsch.

Wer weiß, wie lange er da schon gestanden und was er gehört hatte.

Ich sah ihn als Erste.

Unsere Blicke trafen sich und ich guckte schnell weg. Ich schämte mich nämlich.

„Kirschen?"

Chrissi hielt uns einen Korb voll hin.

Wenn er etwas gehört hatte, ließ er es sich zumindest nicht anmerken.

„Gerne!", sagte ich freundlich und hoffte, dass er nichts von unserem Gespräch mitbekommen hatte.

Chrissi stellte den Korb ab und setzte sich zu uns. Die drei begannen, Kirschen zu essen.

Ich kam nicht an den Korb. Also aß ich keine. Ich tat einfach so, als hätte ich die Kirschen vergessen. Ich wollte nicht sagen, dass ich zu behindert war, um dranzukommen.

Irgendwie musste ich trotzdem einmal zu viel in den Korb geschaut haben, denn Chrissi machte plötzlich „Oh!“ und guckte zerknirscht.

Dann stand er schnell auf und pflückte ein großes rhabarberähnliches Blatt. Er legte mir das Blatt auf den Schoß und eine große Handvoll Kirschen darauf.

„Tut mir leid“, brummte er. „Ich habe nicht aufgepasst.“

Eigentlich wollte ich was sagen, was Nettes. Aber ich brachte keinen Ton raus und wurde stattdessen krebsrot. Mein Hals war wie zugeschnürt. Sah ich so bedürftig aus oder war er einfach nur nett? Selbst wenn, konnte es mir egal sein.

Rebecca hatte ja gesagt, dass er total beliebt war.

Sie rettete die Situation, indem sie einen dicken Stein in den Bach warf und uns dadurch nassspritzte.

„Boah, Rebecca!“, kreischte Emily.

Wir johlten los. Dann aß ich ein paar Kirschen.

Die waren echt gut.

„Voll lecker!“, sagte ich und nickte Chrissi anerkennend zu.

„Danke, das war eine wirklich gute Idee von dir!“

„Finde ich auch!“, antwortete Chrissi und sah herausfordernd zu Rebecca und Emily. Die beiden nickten beifällig.

Wenig später klingelte mein Handy. Es war Mama. Sie wollte wissen, wann ich nach Hause komme.

Ich sagte ihr, dass ich gerne noch bleiben würde.

Mama hatte nichts dagegen. Ich glaube, sie hatte überhaupt nur angerufen, um zu hören, dass es mir gut ging und ich Spaß hatte.

Ja, ich hatte Spaß!

Da hatte ich eine Idee. „Warte!“, sagte ich. „Der Empfang ist ganz schlecht. Ich fahre kurz ein Stück.“

Dann fuhr ich außer Hörweite der anderen drei.

„Mama? Gib mir doch bitte mal Jan.“

Ich hörte, wie Mama die Treppe runterging und das Handy rüberreichte.

„Jan?", flüsterte ich vorsichtshalber in den Hörer.

„Ja?", fragte Jan verwundert, dass ich mit ihm telefonieren wollte.

„Wir sind am Bach zwischen dem Bauernhof und dem Wald. Du musst den Weg hinter der Bushaltestelle entlang gehen und am Wald dann rechts. Am Bauernhof folgst du einfach dem Bach. Es ist echt schön hier, ich möchte, dass du vorbeikommst und wir noch bleiben. Chrissi, Rebeccas Bruder, ist auch hier. Tu einfach so, als hättest du mich gesucht."

Ich überlegte kurz.

„Rebecca freut sich bestimmt", fügte ich dann verschwörerisch hinzu.

„Meinst du?", fragte Jan aufgeregt. „Okay, ich komm gleich vorbei. Danke."

Zurück bei den anderen schüttelte ich den Kopf. „Mütter ..."

„So sind sie!", bekräftigte Emily.

Wir warfen Steinchen ins Wasser. Chrissi stand auf und suchte ein paar flache Steine. Dann kam er wieder und ließ einen davon übers Wasser flitschen. Dreimal titschte der Stein von der Wasseroberfläche ab, bevor er versank. Fasziniert schaute ich zu.

„Ich wünschte, ich könnte das auch", sagte ich und sah dabei zu, wie Chrissi einen weiteren Stein warf.

„Ach, da ist nichts dabei. Das kannst du bestimmt." Chrissi reichte mir einen Stein.

„Halt die Hand so", erklärte er und hielt seine Hand demonstrativ schräg.

Dann ließ er noch einen Stein gekonnt übers Wasser titschen. Bei ihm sah das ganz einfach aus.

Ich drehte meine Hand und warf. Mit Mühe und Not traf ich den Bach. Mit einem leisen ‚Plopp' versank der flache Stein im Wasser.

Peinlich.

Total peinlich.

Chrissi zuckte mit den Schultern und meinte: „Bestimmt klappt es nächstes Mal.“

Damit war das Thema für ihn erledigt. Er verspottete mich nicht. Das war nett.

„Du hast einen Bruder, oder?“, fragte Chrissi nach einer Weile.

„Ja.“ Ich nickte. „Jan. Er ist auch siebzehn, wie du. Er – oh, da kommt er!“

Ich zeigte auf den Feldweg. Und auf Jan. Er musste sich ordentlich beeilt haben. Ich winkte ihm zu.

Jan kam näher und gesellte sich dann unschlüssig zu uns.

Er wusste wohl nicht genau, was er sagen sollte.

Musste er auch nicht.

Das übernahm Chrissi.

„Na endlich! Verstärkung! Du bist meine Rettung, Alter. Noch ne Stunde und die hätten mir die Haare geflochten oder so.“

Chrissi nickte fröhlich und begrüßte Jan mit Handschlag.

„Dann lass mich hier bitte nicht allein! Mir stehen Zöpfe gar nicht!“ Jan strich sich durch seine langen Haare.

Nun begrüßten wir ihn alle und Jan setzte sich zu uns.

Kapitel 11: Feuerstahl braucht jeder mal

Jan und Chrissi verstanden sich auf Anhieb. Es passte einfach.

Später beschlossen die beiden, Holz für ein Lagerfeuer zu sammeln. Sie verschwanden im Wald.

„Dein Bruder ist sooo süß“, begann Rebecca über Jan zu schwärmen, als er weg war. „Wenn wir gleich das Lagerfeuer machen, setzt euch doch bitte so hin, dass ich zufällig neben ihm lande, okay?“

Emily und ich schmunzelten. Natürlich würden wir das tun. Rebecca war so hübsch, dass ich mir nicht vorstellen konnte, dass sie schüchtern war. Wenn ich so schön wäre, dachte ich, dann würde ich nicht schüchtern sein.

Rebecca begann, mich über Jan auszufragen. Sie wollte vorbereitet sein und ihm gefallen. Ich erzählte ihr, dass Jan Outdoor-Survivalzeugs mag. Da rannte Rebecca auf einmal weg, so schnell sie konnte. Und sie war schnell. Richtig schnell!

„Was war das jetzt?“, fragte ich verwundert und blickte ihr nach.

„Keine Ahnung.“ Emily zuckte mit den Schultern.

Lange warten mussten wir nicht.

Keine fünf Minuten später war Rebecca zurück. Hechelnd setzte sie sich zu uns.

„Geschafft! Die Jungs waren eh noch nicht wieder zurück, oder?“

„Nein. Du hast es geschafft“, bestätigte Emily.

„Was hast du geschafft?“ Ich war neugierig.

Rebecca zog triumphierend einen Feuerstahl aus ihrer Tasche.

„Nur, dass ihr es wisst: Den habe ich immer in meiner Tasche!“

„Verstehe ...“ Ich musste schmunzeln.

Emily auch.

„Ach, hört doch auf!", schimpfte Rebecca im Spaß. „So!", beschloss sie dann. „Ich gehe jetzt Harz sammeln, das ist ein 1A Anzünder."

Sie stand auf und begann, sich vielleicht fünf Meter weiter an einer Fichte zu schaffen zu machen. Mit einem Taschenmesser löste sie einen großen Harzklumpen vom Baum und kam wieder zurück.

Auch die Jungs erschienen bald darauf, schwer bepackt mit Totholz aus dem Wald.

„Wo soll das hin?", fragte Chrissi. „Wo wollt ihr das Feuer?"

„Da vorne. Auf der kleinen Insel im Bach. Da ist es weit genug vom Wald weg. Außerdem brauchen wir dann keine Steine schleppen. Da ist schon eine Feuerstelle", entschied Rebecca.

Die Jungs luden das Holz dort ab.

„Rauchst du?", fragte Chrissi Jan.

„Nee, wieso?"

„Na, wir brauchen doch ein Feuerzeug."

„Egal", antwortete Chrissi. „Dann hole ich halt schnell eines."

„Brauchst du nicht!", sagte Rebecca. „Wir können meinen Feuerstahl nehmen. Den habe ich sowieso immer dabei."

Chrissi guckte überrascht, sagte aber nichts. Ein guter Bruder.

„Zeig mal!", bat Jan und kam näher. Er schaute sich das Teil an und meinte dann: „So einen habe ich auch. Aber noch nicht ausgepackt. Der muss noch in einer Umzugskiste sein."

„Ich habe auch Harz!", sagte Rebecca stolz. Sie reichte Jan Harz und Feuerstahl. „Willst du das Feuer anmachen?", fragte sie ihn.

„Gern!", nickte er.

Jan lächelte, dann drehte er sich schnell um und ging Richtung Feuerstelle. Ich sah, wie er rot wurde. Rebecca musste ihm wirklich sehr gefallen.

Gut, dass ich ihn eingeladen hatte. Während Jan das Feuerholz kunstvoll aufschichtete und aus Reisig, Gräsern und Harz einen

Feuerstarter machte, fragte Chrissi: „Und, was essen wir am Feuer? Nur Kirschen geht nicht.“

Emily warf Rebecca einen schnellen Blick zu.

„Ich mache uns einen Quarkölteig für Stockbrot“, beschloss Emily. „Mia, du hilfst mir, und Chrissi, du zeigst mir, wo ihr alles habt und hilfst uns schleppen. Getränke brauchen wir auch noch. Rebecca, du kannst Jan helfen, du kennst dich ja survialtechnisch 1A aus.“

Emily drehte sich um und ging zügig voraus.

Kapitel 12: Zopf gegen Nacktschnecke

Schnell beeilte ich mich, hinterherzukommen. Ich wusste, dass Emily sich bei Rebecca super auskannte und Chrissi dafür nicht brauchte. Jan wusste es nicht. Und falls er es sich dachte, hielt er die Klappe und freute sich stattdessen, mit Rebecca allein sein zu können.

„Na dann!“, Chrissi winkte Jan und Rebecca kurz zu und trottete dann hinter uns her. Bald hatte er uns eingeholt.

„Dein Bruder ist echt voll in Ordnung. Ich glaube, meine Schwester steht auf den!“, sagte Chrissi.

„Meinst du?“, fragte ich unverfänglich.

„Ja, ziemlich sicher. Das eben war nämlich mein Feuerstahl.“

Da musste ich kichern. Das war aber auch echt zu komisch.

„Ich verstehe das gar nicht“, sagte ich. „Rebecca ist so wunderhübsch. Die braucht doch gar nicht so eine Show abzuziehen.“

„Schönheit ist nicht alles“, brummte Chrissi. Dann grinste er selbstsicher und machte eine Bodybuilderpose. „Aber es schadet auch nicht, verdammt gut auszusehen!“

„Rebecca ist nicht nur schön. Sie ist auch witzig und klug“, stellte ich fest. Ich schaute Chrissi von oben bis unten an. Wie er sich da so in Pose schmiss.

„Witzig bist du jedenfalls auch“, sagte ich dann trocken.

Emily gluckste vergnügt.

Sonst war ich nie so schlagfertig. Ich war stolz auf mich.

„Haha.“ Chrissi ging weiter.

Ich überlegte, denn ich wollte nicht unfreundlich sein. „Es war wirklich nett von dir, dass du Rebecca wegen des Feuerstahls nicht verraten hast.“

„Ja. Dabei hat sie mich so vor dir blamiert“, meinte Chrissi.

Er wandte sich ab und ging voraus. Vor mir? MIR?

Vor mir kann man sich quasi nicht blamieren! Keine Ahnung, was der meinte. Vielleicht war das seine Art, sich über mich lustig zu machen. Eine Retourkutsche für meinen Spruch wegen seiner Bodybuilderpose.

Blödmann.

Am Bauernhof angekommen verschwand Emily in der Küche.

„Das dauert jetzt erstmal", meinte Chrissi. „Limo und so hole ich gleich. Es ist Zeit zum Füttern und Melken, eigentlich helfe ich meinem Vater immer dabei. Kommst du mit?"

„Klar!", sagte ich. Warum nicht? Bei der Gelegenheit könnte ich nochmal nach dem Kälbchen sehen.

Chrissi nickte und ging mit mir in den Stall. Sein Vater verteilte gerade das Heu in die Futterraufen der Kühe.

„Du bist spät! Ich habe schon fast alle Kühe gefüttert.", rief er Chrissi über die Schulter zu. „Wenigstens zum Melken kommst du noch pünktlich."

Dann drehte er sich um und sah mich. Er lächelte. „Hallo, ich bin Chrissis und Rebeccas Vater. Georg. Du musst Mia aus der 7 sein. Schön, dass du mal vorbeikommst!"

„Danke, ich freue mich auch", sagte ich höflich. „Darf ich beim Melken zugucken?"

„Beim Melken?" Chrissis Vater staunte. „Na klar. Ist aber nichts Besonderes dran."

„Ich habe so was noch nie gesehen. In Düsseldorf gibt es quasi keine Bauernhöfe."

Georg wandte sich an Chrissi: „Du zeigst Mia schon einmal alles und ich komme dann nach dem Füttern."

Chrissi sah mich an. „Wir haben gerade ein Kälbchen, das wir mit der Flasche aufziehen. Willst du mal schauen? Du kannst ihm auch die Flasche geben, wenn du willst."

Ich hätte jetzt natürlich sagen können, dass ich das schon mal gemacht hatte. Hätte ich. Tat ich aber nicht. Stattdessen nickte ich und fütterte das Kälbchen wie ein Profi. Okay, wie ein behinderter Profi, indem ich die Flasche halb auf meinen Schoß legte.

„Das machst du richtig gut!", lobte mich Chrissi.

„Ich bin wohl ein Naturtalent", sagte ich selbstbewusst. „Du gehst auf die Juchri, oder?", fragte ich beiläufig.

Chrissi guckte mich irgendwie komisch an.

Dann nickte er.

„Wieso?", wollte er von mir wissen.

„Nach den Ferien bin ich da auch. Ich komme in die 10a. Mit etwas Glück schaffe ich es dann auch in die Oberstufe. Du bist doch schon in der Zwölften, oder?"

Chrissi wurde rot.

„Nee. Ich komme auch in die 10a. Ich war ein Jahr länger im Kindergarten und habe die erste Klasse wiederholt", erklärte er.

„Oh, das ist super!", freute ich mich.

„Hä? Was ist daran bitte super?" Chrissi verstand nicht, worauf ich hinauswollte.

„Na, dann brauche ich nicht so viel Angst zu haben. Mir war schon ganz übel, wenn ich daran gedacht habe, wie ich ganz alleine in eine fremde Klasse rolle und alle tuscheln und glotzen. Behindert zu sein ist nicht lustig. Das kannst du mir glauben. An meiner alten inklusiven Schule haben mich praktisch alle geschnitten. Die haben nicht mit mir geredet, nur geglotzt. Als ob ich ansteckend wäre. Tolle Inklusion! Es gab nur ein anderes behindertes Mädchen, Sandra. Sie sitzt auch im Rollstuhl und ist gerade auf Curacao und schwimmt mit Delfinen. Sie war meine einzige Freundin, bis ich Rebecca und Emily getroffen habe. Ich kann immer noch nicht richtig glauben, dass die mich einfach so mögen."

So viel hatte ich eigentlich nicht sagen wollen.

Schon jetzt schämte ich mich dafür.

Doch Chrissi nickte nur. „Ja, es gibt schon echt gemeine Leute“, sagte er dann mehr zu sich selbst.

„Was sind deine Lieblingsfächer? Ich mag am liebsten Deutsch und Spanisch, Englisch ist auch okay. Das sind auch meine besten Fächer, da stehe ich immer so zwischen Eins und Zwei. Mathe mag ich nicht. Ich versuche, mich immer auf eine Drei zu retten, meistens krieg ich trotzdem ne Vier.“

„Sport und Kunst“, antwortete Chrissi knapp. Er drehte sich zum Melkstand. „Komm mit, jetzt gehen wir melken.“

Sport! Das hätte ich mir denken können. Chrissi war auch verdammt sportlich.

Ich schüttelte den Kopf. Konzentration!

Ich fuhr Chrissi hinterher. Er stand schon mit seinem Vater in einer Art tiefen Rinne, die Kühe waren weiter oben. So kamen die beiden bequem an die Euter heran.

Langsam fuhr ich an das eine Ende der Rinne, wo ein Geländer war. Um besser sehen zu können, beugte ich mich vor. Erst wuschen Chrissi und sein Vater die Euter der Kühe mit Wasser ab, dann melkten sie ein paar Spritzer mit der Hand.

„Das erste Bisschen Milch streichen wir mit der Hand auf den Boden aus. Da könnten nämlich Bakterien drin sein“, erklärte mir Chrissis Vater.

Dann steckten sie die Melkmaschine an die Euter. Mit einem leisen „Flupp“ saugten sich die Melkbecher fest. Dann sah ich die Milch im Schlauch auch schon fließen. Es wurden immer vier Kühe gleichzeitig gemolken.

Nach dem zweiten Durchgang kam Emily in den Stall. „Ach, hier seid ihr! Ich habe euch schon gesucht.“ Sie kam näher und stellte sich zu mir. „Beug dich nicht so weit vor“, riet sie mir kichernd. „Sonst kann Chrissi sich nicht konzentrieren.“ Sie zeigte auf meinen Ausschnitt.

Das war mir schrecklich peinlich. Ich wurde rot. Als ob jemals wer in meinen Ausschnitt gucken würde.

Ich schämte mich und fühlte mich auf einmal total behindert mit meinem Rolli.

„Halt die Klappe, du blöde Kuh!“, schimpfte Chrissi.

Sein Vater schüttelte missbilligend den Kopf.

„Wir müssen los, sonst ist das Feuer schon abgebrannt, bis wir zurück sind“, bestimmte Emily und wechselte so das Thema.

Chrissi schaute zu seinem Vater.

„Geht nur, ich schaffe das schon“, seufzte Georg.

„Danke!“, riefen wir drei im Chor und machten uns aus dem Staub.

Als wir über den Hof gingen, kam Chrissis Mutter aus der Küche. „Chrissi!“, rief sie.

Chrissi drehte sich zu ihr um. „Ja?“, fragte er und blieb stehen.

„Lara und Emma haben angerufen. Sie würden sich freuen, wenn du sie zurückrufen würdest.“

„Die schon wieder ...“, stöhnte Chrissi leise. Dann sagte er laut „Okay, danke Mama.“

„Gern. Viel Spaß ihr drei!“

Sie ging wieder zurück ins Haus.

„Tja, der Chrissi! Der alte Schwerenöter!“, kicherte Emily. „Der hat es eben voll drauf.“

„Eifersüchtig?“ Chrissi grinste frech.

Emily schüttelte den Kopf. „Als ob!“

Dann wurde es still. Irgendwie wusste keiner, was er sagen sollte. Chrissi holte einen Beutel mit Limoflaschen aus dem Schuppen und kam klirrend zu uns zurück. Wir gingen weiter. Okay, die anderen gingen, ich fuhr.

„Und?“, fragte Emily nach einer Weile neugierig.

„Was und?“, fragte ich zurück.

„Na, glaubt ihr, Rebecca und Jan ...?“

„Keine Ahnung“, antwortete Chrissi. „Aber Jan hat eben im Wald von meiner Schwester geschwärmt und gefragt, ob sie einen Freund hat.“

Chrissi grinste. „Ich konnte ihn da beruhigen.“

„Hmm.“ Emily überlegte.

„Dann stehen die Chancen wohl ganz gut!“

Vielleicht hundert Meter weiter konnte man das Feuer schon riechen. Sommer, Wildkräuterwiesenheu und der Geruch von Lagerfeuer. Es war wunderschön hier.

Dabei wollte ich gar nicht, dass es mir hier gefällt. Eigentlich wollte ich zurück nach Düsseldorf.

Bevor ich jedoch weiter darüber nachdenken konnte, sah ich Jan und Rebecca schon zusammen am Feuer sitzen. Es war ein schönes, großes Feuer geworden. Die beiden waren so in ihr Gespräch vertieft, dass sie uns erst bemerkten, als wir schon da waren.

„Hallo! Hier kommt das Stockbrot!“, rief Emily und winkte mit der großen Schüssel.

„Super, wir haben schon Stöcke für alle zurechtgeschnitzt.“ Jan hielt die Stöcke hoch und Rebecca verbeugte sich theatralisch.

„Sehr gut! Ihr seid ein super Team!“, sagte ich zweideutig und schmunzelte.

Jans Augen strahlten. Rebecca warf mir einen vielsagenden Blick zu.

Als ich dann zum Feuer wollte, merkte ich, dass es nicht ging.

Das Feuer war auf einer kleinen Insel im Bach. Und auch wenn der Bach nicht besonders tief war, so war er doch zu tief für meinen E-Rolli. Die Batterie wäre sicher nass geworden.

Das durfte nicht passieren, denn dann wäre der E-Rolli direkt Schrott gewesen.

Ich schaute auf den Bach und versuchte, nicht zu heulen.

Warum musste bei mir immer alles anders sein?

Jan erkannte das Problem und fragte Chrissi, der auch bemerkt hatte, was los war. „Das packen wir doch?"

„Klar, kein Ding!", nickte Chrissi zuversichtlich.

Vor Erleichterung und Freude kullerte eine einzelne Träne aus meinem linken Auge. Schnell wischte ich sie weg.

Falls Chrissi, der am nächsten zu mir stand, es gesehen hatte, ließ er es sich jedenfalls nicht anmerken. Dafür war ich echt dankbar. Die Situation war mir auch so schon unangenehm genug.

„Los geht's!", lächelte Jan und trug mich Huckepack zur Insel.

Dort warteten schon Rebecca und Emily auf dem Boden sitzend. Jan setzte mich zwischen sie und sie stützten mich, denn auf dem holprigen Boden konnte ich nicht so gut sitzen.

Dann trugen Chrissi und Jan meinen Rolli über den Bach. E-Rollis sind nicht einfach nur schwer. Die sind sauschwer. Meiner wog knapp über 80kg.

Die Jungs stöhnten trotzdem nicht. Sie trugen das Ding rüber, als wäre es rein gar nichts.

„Na, da sind eure Muckis endlich mal für was gut!", bemerkte Rebecca frech.

Jan setzte mich zurück in den Rolli.

Während Rebecca die Stöcke verteilte, gab Emily jedem einen schönen Klumpen Stockbrotteig. Chrissi stellte derweil die Getränke im Bach kalt. Rebecca wickelte ihren Teig um einen Stock und reichte ihn Jan, dem sie noch keinen Stock gegeben hatte.

„Hier, für dich!", lächelte sie.

Jan nahm den Stock und setzte sich ans Feuer. Er sagte nichts. Trotzdem erkannte ich sofort, dass er versuchte, cool zu bleiben – so betont gelassen, wie er sich hinsetzte. Ich freute mich ehrlich für ihn.

„Und ich soll mir wohl meinen Brotteig selbst drumwickeln, oder wie?", fragte Chrissi und sah Rebecca gespielt vorwurfsvoll an.

„Das schaffst du schon. Praktisch arbeiten kannst du doch“, ärgerte ihn Emily.

„Du mich auch!“, ärgerte sich Chrissi.

„Mia macht das bestimmt gern für dich“, konterte Jan und nickte mir zu.

„Und wie!“ Ich versuchte, gelangweilt zu klingen. „Wo ich so geschickte Hände habe!“

Sarkasmus. Was blieb mir sonst?

Chrissi hatte anscheinend nicht richtig zugehört, denn er drückte mir begeistert seinen Teig samt Stock in die Hand und setzte sich zu Jan.

Na toll! Ich legte meinen Stock neben den Rolli und meinen Teig auf meinen Schoß. Dann machte ich mich daran, Chrissis Stockbrot vorzubereiten. Ich wollte nicht, dass die anderen dachten, ich könnte es nicht.

Es dauerte eine gefühlte Ewigkeit, den Teig um den Stock zu wickeln. Du weißt ja, dass meine Hände nicht ganz in Ordnung sind.

Irgendwann schaffte ich es schließlich doch noch.

Was bei Rebecca wie ein um einen Stock geflochtener Zopf aussah, sah bei mir eher wie eine tote Nacktschnecke am Spieß aus. Aber es hielt.

„Hier!“, verkündete ich.

Ich reichte Chrissi sein Stockbrot rüber. Chrissi nahm es und hielt es am Rand des Feuers über die Glut.

„Interessante Technik. Sieht aus wie eine Nacktschnecke. Aber bestimmt mit Liebe gemacht“, witzelte Jan.

„Das erwarte ich auch!“ Chrissi guckte machomäßig.

Blöde Jungs.

Vielleicht zehn Minuten später hatte ich mein eigenes Stockbrot auch endlich fertig gewickelt und hielt es übers Feuer.

Das Drehen fiel mir schwer, aber es ging irgendwie. Rebecca war aufgefallen, wie ich mich damit abmühte und hatte ihr Brot nochmal zur

Seite gelegt. Sie wartete auf mich. Ganz unauffällig. Machte keine große Sache draus. Ich freute mich. Rebecca war eben eine echte Freundin.

Die Brote der anderen waren schon durchgebacken und sie begannen zu essen.

„Hmm!", mampfte Chrissi. „Das ist bestimmt das beste Stockbrot, das ich je gegessen habe."

„Klar, ist ja auch mein Spezialrezept!", rühmte sich Emily.

„Von wegen!", widersprach Chrissi. „Ich kenne dein Geheimrezept. Das Brot ist viel knuspriger als sonst."

„Findest du?" Emily biss von ihrem Brot ab und kaute. „Finde ich nicht. Es ist wie immer"

„Deins vielleicht. Wegen der blöden Zopftechnik. Aber meins ist super knusprig!" Chrissi biss extra geräuschvoll ab.

„Nacktschnecke besiegt Zopf. Wer hätte das gedacht?" Jan grinste und zwinkerte mir zu.

Ich kam mir verarscht vor, sagte aber lieber nichts. Chrissi war so ein cooler Typ. Wie Jan nun versuchte, auch so rüberzukommen fand ich irgendwie armselig. Aber dann dachte ich daran, dass er nur versuchte, Rebecca zu beeindrucken. Da konnte ich ihm das nicht übelnehmen.

Schließlich waren auch Rebeccas und mein Brot fertig. Endlich.

Ich biss ab. Es war wirklich super knusprig und echt lecker. Ungelogen war es das beste Stockbrot, das ich je gegessen hatte.

Chrissi nickte mir zu. „Voll knusprig, oder?"

Ich lächelte. Vielleicht hatte er es eben doch ernst gemeint.

Chrissi lächelte zurück.

Für so beliebte Jungs bedeutet ein Lächeln nichts. Nicht nur für Jungs. Für beliebte Leute im Allgemeinen. Sie lächeln einfach und denken sich nichts dabei.

Aber für mich, für Leute wie mich, ist das was ganz Anderes. Ich bekomme nicht oft ein Lächeln von so jemandem.

Es fühlt sich an, als wäre man befördert worden. Vom Loser zum normalen Menschen. Darüber sollten die beliebten Leute mal nachdenken. Wie das so ist, wenn man so sehr auf ein Lächeln hofft, um dazuzugehören.

Chrissi lächelte also sein ‚Beliebte-Leute-Lächeln.' Das Lächeln machte mich glücklich und ich hatte so ein kribbeliges Gefühl.

Ich wusste natürlich, dass es ihm nichts bedeutete. Es war trotzdem schön. Ich fühlte mich so normal.

Nach dem Essen zeigte Chrissi auf den unteren Ast einer hohen Buche, die nicht weit entfernt stand.

„Jetzt ein bisschen Sport?", fragte er Jan.

Jan wollte vor Rebecca glänzen und sprang sofort auf.

„Klar!", rief er. Er ging zum Baum und machte zwölf Klimmzüge.

Chrissi nickte anerkennend und hängte sich an den Ast. Neunzehn schaffte er locker, dann hatte er zu kämpfen.

Am Ende schaffte er vierundzwanzig.

Genau das Doppelte von Jan.

„Du Tier!" Jan klopfte Chrissi anerkennend auf die Schulter. Der grinste schief.

„Ach was", schüttelte sich Chrissi.

Dann setzten sich die beiden Jungs wieder zu uns.

Emily und Rebecca gackerten los.

Ich nicht. Worüber auch?

Später kam noch Karl, Emilys Freund, dazu. Der war auch ganz nett, glaube ich zumindest.

Viel bekam ich von Karl nämlich nicht mit, weil der quasi die ganze Zeit an Emilys Lippen hing. Wortwörtlich. Die beiden knutschten die meiste Zeit, wie die Weltmeister. Da konnte man echt nicht hingucken.

Dann erzählte Jan von unserem Umzug und ich von der abenteuerlichen Fahrt hierher.

„Rehe auf der Straße sind hier nichts Besonderes“, tat Karl unser Abenteuer als lächerliche Kleinigkeit ab.

„Du bist doch nur neidisch, weil du nicht so spannend erzählen kannst wie Mia“, sagte Chrissi.

„Und Jan!“, ergänzte Rebecca.

„Und Jan natürlich“, stimmte Chrissi zu.

„Na klar! Wollen wir jetzt drüber reden, wer was kann und was nicht? Können wir, wenn du willst.“ ätzte Karl.

Chrissi guckte Karl komisch an.

Irgendwie drohend.

Das passte gar nicht zu ihm. Sonst war er doch immer so locker.

Bevor ich weiter darüber nachdenken konnte, redete Karl weiter: „Oder ich erzähle euch, wie ich mal einen Dachs gefangen habe.“

„Einen echten Dachs?“ Jan war begeistert.

Ich war auch neugierig und Karl begann zu erzählen. Nicht so spannend wie ich, da hatte Chrissi schon Recht, dachte ich zufrieden.

Trotzdem: Die Geschichte war nicht schlecht.

Das Ganze war vor zwei Jahren beim Zelten passiert. Karl hatte den Dachs nicht wirklich gefangen. Zumindest nicht absichtlich. Der Dachs war in sein Zelt gegangen, als Karl kurz zum Auto ging. Als er wiederkam und den Dachs dort sah, machte er schnell den Reißverschluss des Zelteingangs zu und hatte ihn. Hatte ihn vielleicht zwei Minuten. Dann hatte der Dachs ein Loch in die hintere Zeltwand gerissen und sich getrollt.

Das war es dann.

Wir begannen zu kichern.

„Was? Was soll das? Ich hatte den!“

Karl sah zu Emily.

„Stimmt doch, Hasi?“

Hasi? Jetzt konnte ich erst recht nicht mehr ernst bleiben.

Emily versuchte auch, sich das Grinsen zu verkneifen. „Auf jeden Fall! Du hattest ihn! Kümmere dich nicht um die Banausen. Die haben echt keine Ahnung von der Dachsjagd."

Dann prustete Emily los. Karl war etwas beleidigt. Deshalb setzte sich Emily zu ihm, küsste ihn und gab ihm ein paar Kirschen, um ihn auf andere Gedanken zu bringen.

Bald hing Karl wieder an Emilys Lippen. Wortwörtlich.

Wir unterhielten uns noch über alles Mögliche. Besonders Chrissi war echt witzig, manchmal etwas angeberisch, aber ansonsten recht lässig. Kein Wunder, dass die Mädels in der Schule auf ihn standen.

Es war ein wunderschöner Abend.

Als es zu dämmern begann, meinte Jan: „Komm, wir müssen. Mama macht sich sonst Sorgen. Es ist schon fast 22 Uhr."

„So spät schon?", wunderte ich mich. Die Zeit war wie im Flug vergangen.

„Bis morgen!", sagte Chrissi. „Da könnten wir Bötchen fahren."

„Gute Idee!", fand Jan und die anderen waren auch Feuer und Flamme.

„Ich weiß nicht", gab ich zögerlich zu bedenken. „Ich weiß nicht, ob ich da mitmachen kann. Wegen dem Rolli."

„Den lassen wir einfach am Steg. Den klaut bestimmt keiner!"

Chrissi sah das Problem nicht.

„Ach, und ich schwimme dann zum Boot oder wie?"

„Nee, ich trage dich. Ist doch kein Problem", versuchte Jan meine Bedenken auszuräumen.

Ich nickte zwar, war aber nicht überzeugt.

Ob ich in einem schaukelnden Boot überhaupt sitzen konnte? Keine Ahnung. Morgen würde ich es erfahren, dachte ich und nahm mir vor, es zu versuchen.

Nachdem die Jungs mich und den Rollstuhl wieder ans Ufer geschafft hatten, wandten Jan und ich uns dem Feldweg zu.

„Bis morgen!", riefen Rebecca, Chrissi, Emily und Karl.

Jan und ich winkten vergnügt zurück und machten uns dann auf den Heimweg.

Als wir außer Hörweite waren, sagte Jan: „Danke! Danke, dass du mich eingeladen und dann auch noch mit Rebecca allein gelassen hast. Erst hatte ich ein bisschen Panik, dann haben wir uns doch noch toll unterhalten."

„Sie mag dich!", verriet ich ihm endlich, was ich schon seit gestern wusste. „Sehr!"

Jan atmete tief ein.

„Sehr!", echote er dann. „Das ist gut. Sehr gut sogar."

Schweigend gingen wir weiter.

Okay, er ging, ich fuhr.

Nach einer Weile flüsterte Jan: „Ich glaube, ich habe mich hoffnungslos verliebt. Ich weiß, dass wir eigentlich schnell zurück nach Düsseldorf wollen, aber ein bisschen könnten wir noch bleiben. Marienberg eine Chance geben, sozusagen. Was meinst du?"

„Ja, das ist eine gute Idee!", fand ich.

Als wir zu Hause ankamen, standen Mama und Papa wie zufällig im Flur. Ich glaube, sie wollten schimpfen.

Als sie sahen, wie glücklich wir waren, freuten sie sich still mit uns. Mama half mir noch beim Ausziehen, dann gingen wir alle schlafen.

In dieser Nacht träumte ich vom Kälbchen, vom Lagerfeuer und vom starken, hilfsbereiten Chrissi. Hört sich schnulzig an. Ich wollte gar nicht von dem träumen. Das ist mir einfach so passiert. Kann jedem mal passieren.

Kapitel 13: Eine Bootsfahrt, die ist lustig

Am nächsten Morgen so gegen 9 Uhr bat ich Mama, mir nach dem Duschen in eine kurze Jeans und Rebeccas Top zu helfen.

„Was habt ihr denn heute vor?“, fragte Mama interessiert.

„Bötchen fahren.“ Ich versuchte, so zu klingen, als sei ich davon überzeugt, dass der Ausflug an den See völlig unspektakulär und für mich problemlos machbar wäre.

„M-hm“, machte Mama und guckte skeptisch. „Die haben bestimmt Rettungswesten da.“

„Na klar! Und ich kann auch schwimmen!“

„Und wie kommt ihr hin?“, bohrte Mama weiter.

„Karl fährt!“, warf Jan ein, der gerade an meinem Zimmer vorbei ging.

„Karl?“

„Karl ist Emilys Freund. Der hat schon seit zwei Jahren den Führerschein und er bekommt den Bus von seinem Vater.“

„Und der fährt auch vorsichtig?“

Mama war noch nicht überzeugt.

„Na klar! Der ist ein ganz Ruhiger.“

Jan wollte unbedingt zum See.

„Gut. Dann passt gut aufeinander auf“, gab sich Mama schließlich geschlagen.

Wir dachten, wir lägen gut in der Zeit, aber dann klingelte es bereits an der Tür, als wir gerade einmal fünf Minuten am Frühstückstisch saßen.

Papa machte auf. Es waren Rebecca und Chrissi.

„Hallo ihr beiden!“, sagte er.

„Guten Morgen! Oh, sind wir zu früh?“

Rebecca war das sichtlich unangenehm.

„Nein, schön, dass ihr da seid. Setzt euch, ich hole Teller.“

Mama verschwand in der Küche.

„Hi!“, grüßte ich, Jan nickte beiden wohlwollend mit vollem Mund zu.

Chrissi zuckte mit den Schultern und setzte sich dann neben mich. Das war nett, denn so konnte sich Rebecca nur noch neben Jan setzen und das wollte sie natürlich.

„Schönes Top“, lobte Rebecca. „Steht dir!“

Mama kam mit Tellern, Tassen, Messern und Eierlöffeln zurück und stattete beide aus. Dann futterten wir weiter.

Zum Glück lag mein Brötchen schon fertig geschnitten und geschmiert vor mir, so konnte ich ganz entspannt essen.

„Danke“, sagte Rebecca und nahm sich ein Croissant.

„Ja, danke“, freute sich auch Chrissi und schmierte sich ein Nutellabrötchen.

„Was ist mit Karl und Emily? Wann wollten die los?“, erkundigte sich Jan bei Rebecca.

„Die wollten um 9:30 Uhr hier sein. Müssten also gleich kommen“, antwortete Rebecca, nachdem sie auf ihre Uhr gesehen hatte.

„Mama, wir nehmen was zu trinken, ein bisschen Süßkram und die Kühltasche mit. Okay?“

Jan stand auf.

Mama nickte. „Gute Idee! Packt auch ein Handtuch ein, falls ihr nasse Füße bekommt.“

Jan stopfte sich den letzten Rest von seinem Brötchen in den Mund und stand auf. „Komm, Chrissi, wir packen die Tasche. Bis die Mädels fertig gegessen haben, sind Karl und Emily bestimmt schon da.“

„Bestimmt!“

Chrissi stellte seinen leeren Teller auf Jans. Was sollte das jetzt heißen? So lahm aß ich echt nicht. Oder doch? Ich schaute zu Rebecca, sie hatte auch erst ein halbes Croissant gegessen. Vielleicht ging es dieses Mal gar nicht um mich und meine Spastik.

Ich aß weiter.

Da klingelte es auch schon.

„Wir machen auf!“, rief Jan aus dem Flur. Dann hörten wir auch schon Emily, die sich über die Kühltasche freute.

„Danke. Das Frühstück war sehr lecker!“, sagte Rebecca, rollte ihren Croissantrest zusammen und stopfte ihn sich in den Mund.

Papa merkte, dass wir schnell loswollten, und holte die mobile Rollirampe. Jan setzte mich in den Bus und verlud dann mit Papa den Rolli.

„Meldet euch, wenn was ist. Und viel Spaß!“

Mama winkte einmal kurz, dann ging sie mit Papa zurück ins Haus. Die anderen stiegen ein und wir fuhren los.

Endlich.

Ich war schon total aufgeregt. Karl fuhr ruhig und ordentlich.

Nach etwas mehr als einer halben Stunde kamen wir am See an. Der Parkplatz war noch recht leer. Wir waren früh dran. Jan schob mit Chrissi den Rolli aus dem Bus über die Rampe auf den Weg. Dann setzte er mich rein und wir gingen Richtung See.

Um zum Bootssteg zu gelangen, mussten wir den Weg nehmen, der über die Staumauer führte. Der Weg war schmal, aber die Aussicht dafür fantastisch: Links von uns ein tiefes Tal mit einem Bach, der vom Wasser des Stausees gespeist wurde, und rechts der kristallklare See.

„Schön hier!“ Jan blickte sich um. „Seid ihr öfter hier?“

„Nee.“ Rebecca schüttelte den Kopf. „Dabei ist der See gar nicht weit von uns. Wir waren zuletzt letztes Jahr hier. Keine Ahnung, warum.“

„Sollten wir öfter machen“, meinte auch Emily.

Chrissi ging voraus. Ich fuhr gleich hinter ihm und nach mir folgten Jan, Rebecca, Emily und zuletzt Karl.

Am Ende der Staumauer stand ein Schild, auf dem erklärt wurde, wie das Wasserwerk funktionierte. Außerdem gab es eine digitale Tafel, auf der die aktuell erzeugte Strommenge angezeigt wurde.

Ich begann, den Text auf dem Schild zu lesen. „Das hatte ich schon in Physik!“, fiel mir ein und ich fuhr weiter.

„Echt?“, fragte Chrissi scheinbar interessiert. „Dann erklär doch mal, wie das funktioniert.“

Ich war mir unsicher, ob seine Bitte ernst gemeint war oder er sich nur über mich lustig machen wollte. Aber er sollte nicht denken, ich wüsste es doch nicht.

Also legte ich los und begann ihm zu erklären, wie mit Hilfe von fließendem Wasser Turbinen angetrieben wurden und Strom erzeugt wurde.

Als ich fertig erklärt hatte, meinte Chrissi: „Du kannst gut erklären, du solltest Lehrerin werden.“

„Haha.“

„Ehrlich!“

Chrissi drehte sich zu Rebecca.

„Stimmt doch, oder?“

Rebecca nickte. „Du hast das echt ganz gut erklärt. Besser als meine Physiklehrerin. Viel praktischer!“

Da freute ich mich natürlich. Mit so viel Lob hatte ich nicht gerechnet. Wir gingen das restliche Stückchen bis zum Steg. Dort saß ein Mann in Kapitänsuniform und wartete auf Kundschaft. Eine Stunde mit dem Elektroboot kostete 30 Euro, so stand es auf dem Schild neben dem Steg.

„30 Euro pro Boot für sechs Leute, dann zahlt jeder ... Wieviel, Chrissi?“, rief Karl frech von hinten.

„Kannst du das nicht selbst ausrechnen und auf fünf Euro pro Person kommen? Oder warum fragst du?“, wunderte ich mich und bereute es sofort.

Chrissi guckte mich an und grinste. Warum hatte ich bloß so eine große Klappe? Die anderen fanden es wohl auch lustig.

„Haha!", machte Karl und zückte sein Portemonnaie.

Als wir bezahlt hatten, meinte der Bootsverleiher, dass ich aus Sicherheitsgründen nur mit Weste ins Boot dürfte. Ich kann zwar schwimmen, fand die Idee trotzdem nicht schlecht. Der See war unheimlich tief und eisig kalt. Also zog ich mir die Weste an.

Dann nahm mich Jan Huckepack und ging mit mir über den Steg. Am Boot angekommen zögerte er.

„Das Boot schaukelt ziemlich beim Einsteigen", sagte Chrissi, der schon reingeklettert war. „Das schaffst du nicht mit Mia Huckepack."

„Doch. Ich kriege das schon hin. Klammer dich fest!", befahl Jan und ich klammerte mich fest wie ein Äffchen.

Rebecca gab Jan eine Hand und stützte ihn vom Steg aus. Auch Chrissi half ihm, mit mir ins Boot zu steigen. Es klappte tatsächlich. Augenblicke später saß ich auf der vordersten Bank im Boot. Der Rest unserer Truppe stieg ein.

Jan setzte sich hinter mich. „Falls was ist", meinte er.

Weil sich Emily und Karl ganz nach hinten verkrümelten, musste Rebecca neben Jan. Das hatte sie garantiert so geplant.

Und dann ging es los:

Chrissi saß am Lenkrad und machte uns den Steuermann. Leise fuhr das Boot über den beinahe spiegelglatten See.

Plötzlich lenkte Chrissi ziemlich stark nach links. Es schaukelte und ich wäre beinahe von der Bank gefallen.

Panisch klammerte ich mich an Chrissis Arm.

„Hey Mia, nicht so stürmisch!", tat Chrissi erschrocken, hielt an und drehte sich machomäßig zu mir. „Sag doch, wenn du kuscheln willst!"

So peinlich!

Schnell ließ ich ihn los.

„Idiot!“, zischte ich böse, drehte mich weg und hielt mich vorsichtshalber an der Bootswand fest.

Die anderen kicherten.

War auch sooo lustig!

Ich war wütend.

Betont langsam fuhr Chrissi weiter.

„Sorry!“, raunte er nach einer Weile.

Von wegen!

Der konnte sich sein ‚Sorry‘ sonst wohin schieben.

Ich schwieg. Chrissi steuerte uns den See entlang, bis wir an eine kleine Felsbucht kamen, die nur vom See aus zugänglich war.

Die Bucht war wunderschön und meine schlechte Laune verflogen.

„Lasst uns hier anlegen.“

Karl zeigte auf die Bucht.

„Da können wir picknicken“, war auch Emily dafür.

Chrissi lenkte das Boot vorsichtig an einen ufernahen Felsen. An diesem war ein alter Autoreifen befestigt, so dass man dort festmachen konnte, ohne dass das Boot leck schlug. Dann zogen alle die Schuhe aus. Ich war wegen der Hitze sowieso barfuß.

Emily und Karl wateten mit ihrer Tasche als erste rüber, suchten sich ein schönes Plätzchen und legten eine große Decke aus.

Rebecca sah Jan tief in die Augen. „Hilfst du mir rüber?“, fragte sie und lächelte ihn so strahlend an, dass er nur nicken konnte.

Na toll!

Und wie sollte ich rüberkommen?

„Ich trage dich rüber, wenn du willst“, bot Chrissi an.

„Nicht so stürmisch!“, antwortete ich schnippisch.

„War nicht so gemeint“, gab Chrissi kleinlaut zu. „Ich wollte nur Rebecca einen Gefallen tun, damit sie Jan etwas näherkommt.“

Das hörte sich schon anders an.

„Alle haben sich über mich lustig gemacht. Dabei konnten die sich denken, dass ich mich nie an wen ranschmeißen würde. Schon gar nicht an so einen wie dich.“

Chrissi drehte sich weg und guckte übers Wasser.

Meine große Klappe wieder...

„Ich meine an so einen Weiberheld!“, sagte ich schnell.

„Na klar“, zuckte Chrissi gleichgültig mit den Schultern. „Und nun? Willst du rüber oder nicht?“

In diesem Moment kam zum Glück Jan zum Boot zurück. „Steig auf, Schwesterchen!“, sagte er, nahm mich Huckepack und trug mich an Land.

Chrissi trottete hinterher.

Wir picknickten. Rebecca und Chrissi hatten gekochte Eier und Salz für alle dabei. Karl und Emily eine riesige Wassermelone und Jan und ich Süßkram und Getränke. So ließ es sich leben!

„Wir müssen auf jeden Fall nachzahlen, weil wir ja bisher nur für eine Stunde Bötchen fahren bezahlt haben“, sagte Rebecca irgendwann und schaute auf ihre Uhr.

„Egal!“, winkte Emily ab.

Es wurde wärmer. Die Sonnenstrahlen wanderten, und bald lag die Bucht voll in der Sonne.

Ich legte mich hin und drehte mich ins Licht. Rot leuchtete die Sonne durch meine Augenlider und prickelte auf meiner Haut.

„Ah, ist das schön hier!“, seufzte ich zufrieden.

„Stimmt, das müssen wir eigentlich viel öfter machen“, sagte Rebecca und warf ein Steinchen in den See.

Chrissi und Jan beschlossen, klettern zu gehen. Schon bald hockten sie mal auf diesem, mal auf jenem Baum.

„Jungs!“, schnaubte Rebecca kopfschüttelnd.

Emily und Karl saßen mal wieder knutschend etwas abseits. So hatten Rebecca und ich Zeit zum Reden.

„Bist du noch sauer auf Chrissi?“, wollte Rebecca wissen. „Er hat es bestimmt nicht böse gemeint.“

„Der hält sich für unwiderstehlich!“, bemerkte ich trocken.

„Nein, so ist er nicht. Ehrlich.“

Rebecca sah mir bestätigend tief in die Augen.

Ich guckte zu Chrissi rüber, der ungefähr zwanzig Meter weiter auf einem Baum saß.

„Nee, ich bin nicht mehr sauer! Er ist sonst wirklich nett.“

„Wie nett denn genau?“, wollte Rebecca wissen.

„Nur nett!“, sagte ich fest.

Stimmte natürlich nicht. Ich fand Chrissi ziemlich süß, aber das wollte ich nicht zugeben. Nicht vor mir selbst und schon gar nicht vor Rebecca.

Bald kamen die beiden Jungs zurück und auch Karl und Emily gesellten sich wieder zu uns.

„Wir müssen langsam los“, meinte Emily. „Es sei denn, ihr seid Millionäre“, sie guckte zu mir und Jan.

„Eher nicht“, Jan schüttelte bedauernd den Kopf.

Die anderen packten alles zusammen und verluden das Zeug auf das Boot.

Zum Schluss schleppte mich Jan Huckepack rüber.

Auf der Rückfahrt zum Steg begegneten wir vielen anderen Booten.

„Gut, dass wir so früh hier waren. Mit so vielen Booten auf dem Wasser ist es nur halb so schön.“

Rebecca zeigte auf die Bötchen. Sie hatte vollkommen recht.

„Und was machen wir jetzt mit dem restlichen Tag?“, wollte Chrissi wissen.

Rebecca guckte auf die Uhr. „ Es ist jetzt zehn nach zwölf. Ich schätze, dass wir kurz nach eins zu Hause ankommen müssten. Wir könnten euch die Stadt zeigen. Die Stadt ist zwar klein, aber ein paar schöne Geschäfte gibt es doch“, schlug sie vor.

„Hört sich gut an!“, nickte Jan.

Natürlich fand er Rebeccas Idee gut. Er hätte jeder Idee zugestimmt, wenn sie nur von Rebecca gekommen wäre.

Ich grinste.

Der verliebte Jan war ganz anders als der normale Jan. Netter. War mir recht. Außerdem war ein Ausflug in die Stadt, in die Zivilisation, wirklich eine gute Idee.

Kapitel 14: Der Regenbogenfluorit

Zu Hause beim Mittagessen erzählten wir Mama und Papa davon, dass wir später, irgendwann nach dem Mittagessen, mit den anderen in die Stadt fahren wollten.

„In welche?“, fragte Papa.

„Hier gibt es sooo viele ...“, moserte ich.

Was war das bitte für eine Frage? Ich konnte mir nicht vorstellen, dass es mehrere gab.

„Nach Sankt Blasien“, meinte Jan.

„Bad Säckingen soll auch schön sein.“

Mama sah mich tadelnd an.

„Kann sein“, lenkte ich ein. „Wir wollen aber nach Sankt Blasien.“

„Der Dom soll ganz toll sein. Den solltet ihr euch unbedingt anschauen.“

Papa schnappte sich sein Handy und suchte im Netz nach Bildern. Kurz darauf hielt er uns ein Foto des Doms vor die Nase.

„Beeindruckend oder?“

Jan nickte. Ich zuckte mit den Schultern. Dabei fand ich den Dom wirklich schön. Aber das wollte ich Mama und Papa nicht auf die Nase binden. Warum auch?

„Und Karl hat noch den Bus?“, fragte Mama.

„Natürlich. Er hat ihn den ganzen Tag“, bestätigte Jan.

„Ach!“, überlegte Mama. „Ein bisschen bummeln wird euch guttun. Außerdem könnt ihr auf diese Weise sehen, wie schön die Gegend hier ist und was der Schwarzwald alles zu bieten hat.“

„Außer Einöde meinst du?“, fragte Jan.

Mama stöhnte. „Genau, außer Einöde.“

Dann stand sie auf und ging zum Schrank, auf dem ihr Portemonnaie lag. Sie nahm zwei blaue Scheine raus und gab Jan und mir jeweils 20 Euro. „Hier, ihr beiden. Kauft euch etwas Schönes. Wenn man zum ersten Mal in einer Stadt bummeln geht, muss man sich einfach etwas Schönes kaufen. Als Erinnerung."

„Danke!", sagte ich und freute mich.

Jan strahlte. „Mal sehen, was ich davon kaufe."

An seiner Reaktion erkannte ich, dass er sicherlich nichts für sich selbst kaufen würde, sondern etwas für Rebecca. Eine gute Idee.

Jan stand auf. „Ich springe noch kurz unter die Dusche!"

Bevor ich etwas sagen konnte, war er schon verschwunden.

„Es war ziemlich heiß im Auto", beeilte ich mich zu sagen, als Mama und Papa Jan verwundert hinterher schauten. Jan hatte erst heute Morgen geduscht.

„Aaah...", sagte Papa vergnügt.

Mama machte sich stattdessen Sorgen. „Stauhitze im Auto ist nicht gut für dich. Bist du sicher, dass du mit nach Sankt Blasien möchtest? Nicht, dass dir schlecht wird. Die Fahrt nach Sankt Blasien ist viel länger als bis zum See. Bestimmt eine Stunde oder so."

Besorgt fühlte sie meine Stirn, um zu überprüfen, ob ich bereits jetzt überhitzt war. War ich nicht. Natürlich nicht. So heiß war es echt nicht gewesen. Ich hatte nur von Jan ablenken wollen. Mama und Papa mussten nicht wissen, dass Jan total verknallt war.

Unwirsch schob ich Mamas Hand beiseite. „Ja, ich bin sicher", sagte ich fest.

Mama nickte. „Gut, dann gehen wir runter und ich helfe dir, dich auch etwas frisch zu machen."

Ich seufzte. Schlecht fand ich die Idee allerdings nicht. Die Sitzschale des Rollis ist durch die Polsterung echt warm. Da kann man sich leicht festschwitzen.

Wer keinen Rollstuhl braucht, denkt über so was selten nach.

Ist aber so.

Nach dem Duschen half mir Mama in mein Lieblingskleid, ein herrlich gemütliches, hellblaues Musselinkleid mit gelben Punkten.

„Du siehst toll aus!“, fand Mama.

Ich schaute in den Spiegel und war eigentlich ganz zufrieden.

Trotzdem.

Ich wäre gerne so schön und normal wie Rebecca gewesen. Nach ihr drehten sich bestimmt ganz viele um. Gut, nach mir auch, dachte ich sarkastisch. Nur halt aus anderen Gründen.

Bevor ich mich weiter bemitleiden konnte, klingelte es.

Jan rannte an meinem Zimmer vorbei nach oben.

„Ich komme!“, rief er und öffnete die Tür.

Ich komme auch, dachte ich. Dauert nur etwas.

Ich fuhr zum Treppenlift und machte mich auf den Weg nach oben. Auf halber Strecke kam Rebecca die Stufen herunter und sprang fröhlich auf. Zusammen fuhren wir nach oben.

Jan war schon zum Auto gegangen und hatte die Rampe an den Kofferraum gelehnt. Er setzte mich rein und verlud dann mit Chrissis Hilfe den Rolli im Kofferraum.

Dann stiegen auch Jan und Chrissi ein.

Weil Emily vorne bei Karl saß und Jan natürlich neben Rebecca sitzen wollte, saß ich wohl mal wieder neben Chrissi.

Er setzte sich.

Genau auf mein Kleid, das etwas auf seinen Sitz ragte.

„Oh!“, machte er und zog es unter seinem Hintern hervor.

Dann lächelte er. Lächelte sein Beliebte-Leute-Lächeln und schob das Kleid zu mir rüber. Für einen kurzen Moment fühlte ich mich sagenhaft: sein strahlendes Lächeln sorgte für ein warmes, kribbeliges Gefühl in meinem Herzen.

Für einen kurzen, wirklich kurzen Moment.

Dann sagte er nämlich: „Fühlt sich an, wie der Lappen, den ich als Baby immer mit mir rumgeschleppt habe."

Rums.

Das hatte gesessen.

Das warme Gefühl war weg.

Stattdessen fühlte ich mich plötzlich leer und traurig. Ich schluckte schwer, drehte mich weg und schaute aus dem Fenster.

Ich fühlte mich wie die ultimativ Behinderte mit dem Putzlappenkleid. Mit der linken Hand fasste ich den Saum meines Kleides an. Es war so weich, selbst am Saum. Super, um auch im Rolli gemütlich darauf sitzen zu können.

Ein Kleid, perfekt für Spastis wie mich.

Ich sah an mir herab. Von wegen Lieblingskleid.

Jetzt hasste ich es.

„Mia?"

Chrissi beugte sich fragend rüber.

„Was?", fragte ich abweisend.

„Ist was?"

„Was soll sein?"

„Äh, keine Ahnung. Du hast nur gerade so komisch geguckt."

„Na klar, wenn du meinst."

Ich drehte mich wieder zum Fenster und tat so, als interessierte mich die Landschaft.

Tat sie aber nicht.

Chrissi zuckte mit den Schultern und wandte sich fröhlich an Jan. „Sankt Blasien ist toll. Bestimmt fast wie euer Düsseldorf. Durch das Internat und das Gymi laufen da lauter junge Leute rum."

„Und hübsche Mädchen. Besonders viele hübsche Mädchen!", warf Karl ein und kassierte dafür einen bösen Blick von Emily.

„Ich interessiere mich nicht für irgendwelche hübschen Mädels", sagte Jan.

„Ach? Das ist echt schade, wo wir doch extra eins für dich mitgenommen haben!", spottete Karl.

„Ähm..." Jan wurde rot und begann zu stottern.

Rebecca schmunzelte selbstsicher. „Lass den armen Jan in Ruhe. Dir kann man es auch nicht recht machen."

Ich hatte gerade so viel Mitleid mit mir, dass ich keines für Jan übrig hatte. Wofür auch? Rebecca stand sowieso auf ihn.

Die Fahrt war tatsächlich länger als am Morgen. Endlich kamen wir doch noch an.

Als ich wieder im E-Rolli saß, meinte Rebecca: „Dein Kleid ist voll schön. Das sieht richtig nach Sommer aus. So eins hätte ich auch gerne."

Bevor ich antworten konnte, stellte sich Chrissi dazu: „Ja, oder? Und das ist so weich. Genau wie mein Babylappen früher!"

„Dein Wuwu?", fragte Rebecca.

Chrissi nickte begeistert.

Jan sah Chrissi gespielt streng an und fragte: „Wieso weißt du bitte, wie weich das Kleid meiner Schwester ist?"

„Er hat sich vorhin halb draufgesetzt. Naja, es hing auch auf seinen Sitz", beeilte ich mich mit der passenden Antwort.

Ich wollte nicht, dass Jan weiter solche anzüglichen Anspielungen machte.

„Ja, ja, dein Wuwu. Dein Superlappen, den hast du früher echt geliebt."

Rebecca sah mich an.

„Pass auf, in dem Kleid kann er dir kaum widerstehen."

„Haha!", klang es von mir und Chrissi wie aus einem Munde.

Super!

Peinlich.

Superpeinlich.

„Früher!“ Karl griente. „Wie lange ist das her? Fünf, sechs Jahre? Deine Babyzeit hat sich echt gezogen!“

Emily machte „Scht!“

Karl verstummte sofort und drehte sich weg.

Ich hörte noch, wie er leise „Ist doch wahr!“ maulte.

Wieso hatte Rebecca das so gesagt und mich damit lächerlich gemacht? Jeder konnte doch meine Behinderung von Weitem sehen. Niemals würde jemand Normales wie Chrissi mit jemandem wie mir zusammen sein wollen.

Jedem war das klar, mir auch. Deshalb fand ich Rebeccas Spruch gemein und gar nicht lustig.

Ich dachte daran, dass wir uns erst kurz kannten. Das konnte man noch in Stunden rechnen. Was hatte ich erwartet? Beste Freundinnen auf Knopfdruck? Ich ärgerte mich über mich selbst. Und doch, irgendwie schienen mir Rebecca und Emily viel vertrauter, als man dies nach nicht mal ganz drei Tagen erwarten konnte.

Ganz bewusst schüttelte ich den Kopf und verdrängte meine Gedanken. Ich beschloss, den Ausflug zu genießen. Grübeln konnte ich später noch.

Wir gingen also durch die Innenstadt. Stimmt, okay: Ich fuhr.

„Hey, guckt mal, da drüben!“, freute sich Jan. „Da ist ein Edelstein- und Mineraliengeschäft. Ob die auch Pyrit haben? Ich wollte schon immer mal versuchen, damit ein Feuer in Gang zu bekommen.“

„Meinst du mit Feuerstein?“, fragte Rebecca.

Pyrit und Feuerstein sind nicht das Gleiche. Rebecca hatte keine Ahnung. Keine Ahnung, aber Glück.

„Genau!“, bestätigte Jan. „Mit Pyrit und Feuerstein! Wenn man die beiden aneinanderschlägt, kann man Funken erzeugen und Feuer machen. Und ich dachte, ich sei der Einzige in unserer Altersklasse, der so was interessant findet.“

Rebecca reagierte schnell: „Wieso denn? Ich wollte das auch schon immer mal ausprobieren. Kommt, wir gehen rein."

Und schon schlüpfte sie in den Laden.

Jan war ihr dicht auf den Fersen.

Chrissi meinte nur: „Na dann..."

Emily, Karl, Chrissi und ich folgten den beiden.

Drinnen funkelte es. Bergkristalle und Amethyste erkannte ich, aber es gab so viel mehr zu sehen! Es war fast wie eine Ausstellung oder ein Museum. Direkt am Eingang stand ein riesiger Amethyst, der ungefähr so hoch wie ich im Rolli war.

Jan war schon weit hinten im Laden und suchte nach Pyrit. Auf Regalen an den Wänden standen große und kleine Edelsteine und Mineralien. Dort lagen Schmuckstücke, da hingen Ketten – es gab sogar Tiere und andere Figuren, die aus Edelsteinen geschnitzt zu sein schienen.

In der Mitte des Ladens befand sich ein langer Tisch mit lauter Körbchen. Jedes war mit einer Sorte von Edelsteinen oder Mineralien gefüllt. An jedem Körbchen hing ein Schild mit dem Namen und dem Preis des Steins.

Aber nicht nur das.

Es stand auch immer eine Wirkung mit dabei.

Ganz schön esoterisch, dachte ich. Naja.

Da hörte ich Jan, wie er Rebecca fragte: „Hast du schon einen gefunden?"

„Nein. Macht nichts, wir finden die schon noch."

Ich schaute mir die Körbchen mit den Steinen an.

Als ich zurücksetzte, um ein Stück weiterzufahren, stieß ich gegen ein Tischchen, das hinter mir an der Wand stand. Ein Ständer mit Flyern fiel um und die Flyer segelten auf den Boden.

Sofort bekam ich ein brennheißes Gefühl im Kopf, weil es mir so peinlich war. Bestimmt war ich schon dunkelrot angelaufen vor Scham.

Ich weiß nicht, ob du das Gefühl kennst, wenn es sich gleichzeitig heiß im Kopf anfühlt und irgendwie so, als ob man mit irgendwas übergossen wird. Es ist echt nicht schön, das kannst du mir glauben!

Zwar kann ich mich gut vom Rolli aus zum Boden beugen, aber Flyer sind so flach – ich hatte keine Ahnung, wie ich die aufheben sollte. Ich wusste nur, ich wollte schnell sein, damit es nicht jeder im Laden mitbekam.

Natürlich war ich nicht schnell genug und den Rums hatte man auch gehört.

Alle sahen mich an.

Am liebsten wäre ich im Boden versunken.

Ich dachte, wenn im Lexikon der Begriff „behindert" erklärt wird, müsste da eigentlich nur ein Foto von mir kleben.

Wenigstens nicht heulen, nahm ich mir fest vor.

Mit den Fingerspitzen berührte ich die Flyer, konnte sie aber nicht greifen.

Da waren Emily und Chrissi schon neben mir und hoben die Flyer für mich auf. Chrissi reichte mir unauffällig ein paar, so dass ich auch welche zurück in den Ständer stellen konnte. Das war echt nett, doch nun fühlte ich mich noch behinderter. Bei einem Kleinkind hätte man das auch so gemacht.

Ich schluckte mühsam, Tränen hangen schwer in meinen Augen. Ich glotzte, denn wenn ich geblinzelt hätte, wären sie bestimmt herausgelaufen.

„Ach, nur keinen Stress bitte!", sagte da die Verkäuferin, die wie aus dem Nichts plötzlich neben mir stand.

„Das Ding fällt dreimal wöchentlich um. Ich wäre dafür, es auf den Tresen der Kasse zu stellen, aber meine Chefin meint, der Platz hier sei viel besser."

Sie sagte das mit so viel Überzeugung, dass es mir schon besser ging. Die Tränen waren weg. Von meinen Augen wieder eingesaugt?

Keine Ahnung. Egal.

Hauptsache, ich hatte mich wieder im Griff.

Bald befand sich auch der letzte Flyer wieder im Ständer.

Rebecca und Jan kamen zu uns, mit Pyrit und Feuerstein in den Händen.

„Ich geh schon mal zur Kasse“, bemerkte Jan und ging an uns vorbei. Rebecca hinterher.

„Dann können wir jetzt auch gehen, oder?“, fragte Karl genervt, der gerade zu Emily getreten war.

Emily lächelte ihn an: „Warten wir doch draußen“, schlug sie vor und verließ mit ihm den Laden, um knutschend auf der Bank neben dem Laden Platz zu nehmen.

Ich sah, wie Jan der Verkäuferin neben den Mineralien zum Feuermachen noch einen Rosenquarz reichte. Dann bezahlte er und nahm die Steine wieder entgegen.

Rebecca strahlte, als Jan ihr den Rosenquarz im Hinausgehen schenkte.

„Der Rosenquarz ist der Stein der bedingungslosen Liebe. Viel Freude damit!“, rief die Verkäuferin den beiden noch freundlich hinterher.

„Als ob! Bedingungslose Liebe!“, brummte ich verächtlich. Eigentlich hatte ich das gar nicht laut sagen wollen. Aber egal.

„Boah, du bist vielleicht romantisch!“, ätzte Chrissi. „Wie kommst du denn da drauf?“

„Weil jeder immer irgendwas will: Besser aussehen, besser dastehen, cooler wirken. Irgendetwas eben. Scheiß Schubladendenken“, erklärte ich.

„Schubladendenken?“, fragte Chrissi nach.

„Genau. Jeder sortiert jeden, den er kennt, gedanklich in einen Schubladenschrank ein. Oben die Begehrenswertesten und unten die Abstoßendsten. Selbst sortiert man sich auch irgendwo ein ...“

„... Und dann versucht man, sich wen aus den Schubladen über einem selbst zu angeln. Um sich selbst aufzuwerten“, ergänzte ich mich selbst.

Ich machte eine bedeutungsvolle Pause.

Wahnsinn, dass gerade ich mit meiner spontanen Schubladentheorie das wahre Wesen der Liebe entschlüsselt hatte.

Doof nur, dass ich in der untersten Reihe in einer Schublade feststeckte.

In einer, die auch noch klemmte.

Ich seufzte.

„Wenn das stimmen würde, gäbe es keine Paare, die schon ewig zusammen sind. Weil alle angeblich immer wen Besseres suchen. Meine Eltern sind aber schon ewig zusammen“, gab Chrissi zu bedenken.

„Tja“, überlegte ich. „Das geht schon. Wenn jeder den anderen in eine höhere Schublade als sich selbst einsortiert hat, dann sind beide glücklich.”

„Du spinnst!“

Chrissi schüttelte energisch den Kopf, griff in ein Schälchen, nahm einen bunt schillernden Stein heraus und ging zur Kasse.

„Ah, ein Regenbogenfluorit“, lächelte die Verkäuferin. „Er unterstützt die Konzentration und sorgt für klare Gedanken. Ein echter Lernhelfer, der Stein. Gut fürs Gehirn. Steht eine Prüfung ...“

Weiter kam sie nicht, denn Chrissi murmelte: „Hab‘s mir anders überlegt!“, und stapfte raus.

Das war mir echt unangenehm, wie er die Verkäuferin da so einfach stehen ließ.

Was der wieder hatte?

Manchmal war Chrissi echt komisch. Wahrscheinlich hatte er den Stein für mich kaufen wollen, um sich über mich lustig zu machen.

Mein Gehirn war echt nicht das Beste. Wäre in meinem Gehirn nicht einiges kaputtgegangen, könnte ich laufen und wäre wunderbar normal.

Ich ärgerte mich über Chrissi. Das mit dem Stein war echt scheiße von ihm gewesen.

Naja, wenigstens hatte er es dann doch noch gelassen.

Manchmal ist Angriff die beste Verteidigung!

Ich beschloss, den Stein, der wohl Zeichen meiner Demütigung hatte werden sollen, als Zeichen meiner inneren Stärke zu tragen. Deshalb kaufte ich mir den Stein einfach selbst. Chrissi sollte sehen, dass ich mich nicht so leicht fertig machen ließ.

Außerdem gefiel er mir.

Der Stein natürlich. Nicht Chrissi.

Wie kommst du denn da drauf?

Ich meine, irgendwie fand ich ihn schon gut. So manchmal. Aber jetzt gerade jedenfalls nicht. Nicht nach der miesen Nummer. Und gemäß meiner Schubladentheorie war er sowieso unerreichbar.

Mit dem Stein in der Hand fuhr ich aus dem Laden.

Chrissi stand schon bei den anderen. Er sah den Stein.

„Vielleicht hilft er ja!“, sagte ich und blickte Chrissi herausfordernd an.

„Du kannst mich mal!“

Chrissi drehte sich um und ging schlecht gelaunt zu Rebecca.

Gut so! Er hatte wohl nicht damit gerechnet, dass ich so schlagfertig sein konnte. Tja, was man nicht in den Beinen hat, muss man halt im Kopf haben, dachte ich und drehte das Sprichwort für mich um.

Wir gingen weiter, Richtung Dom. Vor dem Dom hing ein Plakat. Nächstes Wochenende stand ein Domkonzert an.

„Ein Konzert im Dom? Da ist bestimmt eine Wahnsinnsakustik!“, begeisterte sich Jan.

„Bestimmt! Wollen wir schauen, ob wir noch Karten bekommen?“, fragte Rebecca in die Runde.

Alle fanden die Idee gut. Ich auch.

Tatsächlich gab es online noch Karten. Noch genau sechs, inklusive einem Rollstuhlplatz. Jan rief unsere Mutter an, damit sie die Karten für uns buchte. Dafür musste nämlich mein Schwerbehindertenausweis eingelesen werden. Die Plätze waren nur für Rollstuhlfahrer und deren

Begleitung zugelassen. Zum Glück, sonst wären sie bestimmt schon weg gewesen.

Mama machte das gerne für uns, denn sie freute sich, dass wir Anschluss gefunden hatten.

Wir bummelten noch ein bisschen und machten uns dann auf den Weg zurück zum Auto. Dieses Mal setzte sich Rebecca neben mich und Chrissi zu Jan.

Das war mir recht.

„Chrissi hat ein gutes Herz. Er ist echt sensibel“, sagte Rebecca irgendwann leise, als wir schon auf dem Heimweg waren.

Wollte sie sich jetzt für ihn entschuldigen?

Ich wollte keinen Streit mit Rebecca. Aber auf die Entschuldigung hatte ich keinen Bock.

Deshalb sagte ich ausweichend: „Wenn du meinst.“

Rebecca schaute mich komisch an und sah dann aus dem Fenster.

Ich wollte nicht streiten. Echt nicht.

Ich war so froh, dass sie meine Freundin geworden war. Irgendwie musste ich was sagen.

Aber was?

„Schau mal!“, versuchte ich, ein unverfängliches Gespräch anzufangen. „Der Stein, den ich mir gekauft habe. Ist er nicht hübsch?“

Rebecca schaute auf den Stein und nahm ihn in die Hand, um ihn genauer zu betrachten.

„Du hast ihn für dich gekauft?“

„Ja, wieso? Er hat mir eben gut gefallen. Guck mal, wie er schillert. Und gut fürs Hirn soll er auch sein.“

Ich wollte nicht sagen, dass Chrissi mich damit hatte verspotten wollen. Sie wusste es sowieso schon, sonst hätte sie nicht versucht, sich für ihn zu entschuldigen, oder?

Rebecca lächelte. „Er ist wirklich schön.“

Dann tippte sie Jan, der vor ihr in der Reihe saß, auf die Schulter: „Schau mal, was für einen schönen Stein Mia für sich gekauft hat!"

Jan und Chrissi tauschten Blicke aus und drehten sich zu uns.

„Der hat sogar ein Loch, da kannst du dir eine Kette draus machen", sagte Jan.

Ich nickte. „Das war der Plan. Ich habe hier in der Papiertüte auch eine Lederschnur, ich kann die nur nicht selbst einfädeln. Die Verkäuferin meinte, ich soll ihn nah am Kopf tragen. Vielleicht hilft er wirklich."

Ich strahlte. Als ich das so sagte, dachte ich, dass Chrissi es vielleicht gar nicht böse gemeint hatte. Vielleicht hatte ich es einfach zu negativ aufgefasst.

„Schaden kann er jedenfalls nicht", ergänzte ich deshalb gut gelaunt.

Jan fädelte mir den Stein auf die Kette und Rebecca half mir, die Kette richtig anzuziehen.

„Und?", fragte ich.

„Steht dir!", antwortete Rebecca und Chrissi nickte, bevor er sich wieder in Fahrtrichtung drehte. Seine Laune schien sich auch gebessert zu haben, denn er wirkte wieder fröhlich.

Abends nach dem Essen kam Jan in mein Zimmer. „War schön heute", sagte er und strahlte wie ein Honigkuchenpferd.

„War ganz okay." Ich druckste ein bisschen herum. „Hätte ich lieber ein anderes Kleid anziehen sollen?"

„Hä? Wieso?"

„Na, weil Rebecca und Chrissi meinten, dass es sie an Chrissis Babylappen erinnert."

„Nur, weil es so weich und gemütlich ist? Das ist doch nichts Schlechtes! Rebecca fand es eh voll schön. Hat sie sogar gesagt. Habe ich gehört."

Ich nickte.

Richtig überzeugt war ich trotzdem nicht.

„Es geht nicht immer nur um dich. Andere haben auch Probleme", bemerkte Jan.

Klar haben andere auch Probleme. Aber es gibt Probleme und Probleme.

Verstehst du, oder?

Ich meine, echte und so „Oh, ein Problemchen!"-Probleme.

„Ach ja?", antwortete ich gedehnt. Ich konnte mir nicht vorstellen, dass Jans Problem ein ernsthaftes war.

„Ja. Ich bin so arg verliebt in Rebecca, dass ich ganz hilflos bin. Ich weiß nicht, was ich tun soll. Ich meine, du hast gesagt, sie mag mich auch. Aber irgendwie komme ich nicht richtig an sie ran. Oh, ich wünschte, wir würden uns endlich küssen. Ich halte es echt nicht mehr aus. Sie ist so toll! Ich bin ihr total verfallen."

Ich wollte mich aufregen und meckern. Doch es ging nicht.

Wie er so da saß, wie ein Häuflein Elend.

Ein verliebtes Häuflein Elend.

Da musste ich einfach schmunzeln.

„Ach Jan, du armer Kleiner! Halt durch, Rebecca findet dich wirklich gut. Sie hat es mir gesagt. Das wird schon noch. Das Konzert steht zum Beispiel auch noch an."

Ich versuchte, meinem verknallten Bruder verschwörerisch zuzuzwinkern. Da musste Jan grinsen.

Ich kann nämlich nicht vernünftig zwinkern, nur so flattern. Mit beiden Augen gleichzeitig.

Kapitel 15: Das Konzert – Polieren, bis es glänzt

Die nächste Woche war Klausurwoche. Sonntag mussten sie lernen. Und auch den Rest der Woche ließen Rebecca, Emily und Chrissi so gut wie nichts von sich hören. Karl meldete sich sowieso nie, das überließ er Emily.

Jan und ich fieberten dem Freitag entgegen. Freitag sollte endlich das Domkonzert sein. Ich hatte das Gefühl, die Zeit würde rückwärtslaufen, so lahm verging die. Dann wurde es doch noch Freitag.

Um 18 Uhr kamen Rebecca und Emily mit Chrissi und Karl vorbei. Jan war zwar ein nervöses Wrack, doch er hielt sich tapfer. Karl fuhr uns, wie immer, sicher und gut ans Ziel. Papa hatte uns den Schwerbehindertenparkausweis mitgegeben, so dass wir ganz nah am Dom parken konnten.

Um 19 Uhr waren wir da. Das Konzert sollte erst um 19:30 Uhr beginnen und wir dachten zuerst, wir seien viel zu früh. Aber um den Dom herum wimmelte es schon von Hunderten von Leuten. Wahrscheinlich war gerade der ganze Schwarzwald hier versammelt.

„Jan, wir könnten doch die Tickets holen, dann müssen die anderen nicht auch anstehen."

Rebecca schenkte Jan ein zuckersüßes Lächeln.

Jan nickte aufgeregt und verschwand mit Rebecca im Gewusel der Warteschlange.

„Komm Karl, wir schauen mal, ob es hier irgendwo ein Programmheft oder so gibt." Augenblicke später waren auch Karl und Emily verschwunden.

Unschlüssig standen Chrissi und ich herum.

„Wir müssen hier wohl warten", meinte Chrissi nach einer Weile.

„So isses, sonst gehen wir noch verloren", ärgerte ich mich.

„Und? Was hast du in der letzten Woche so gemacht?", fragte Chrissi dann.

„Ach, nicht viel. Ich habe ‚Stolz und Vorurteil' gelesen und noch ein bisschen an meiner Trilogie geschrieben. Sonst habe ich rumgehangen, Musik gehört und vor lauter Langeweile sogar ein bisschen Spanisch gelernt. Und du?"

„Schule halt. Gut, dass jetzt endlich wieder Wochenende ist."

„Ja."

„Ja."

Dann folgte peinliches Schweigen. Ich überlegte fieberhaft, was ich erzählen konnte. Leider mir fiel absolut nichts ein.

„Warst du schon mal in einem Konzert?", fragte Chrissi nach einiger Zeit.

„Schon, aber nicht in einem klassischen mit Filmmusik und so. Und du?"

„Nein und in einem klassischen schon gar nicht."

„Aber in meiner alten Schule gab es mal ein Mozartkonzert."

„Und, wie war der Mozart so?", wollte Chrissi wissen.

„Ganz okay für einen, der schon ein paar hundert Jahre tot ist", meinte ich spontan.

Chrissi fand das lustig und lachte. Ich lachte mit ihm. Es war schön, so mitten zwischen den ganzen Leuten zu stehen und gemeinsam mit einem Jungen zu lachen.

Ich fühlte mich herrlich normal.

Auch, wenn es natürlich nichts bedeutete.

„Was ist denn so witzig?", fragte Karl und kam mit Emily näher.

„Ach, nichts", kicherte ich.

„Hier!"

Emily reichte mir ein Programmheft. Auf dem Cover war Darth Vader. Uns erwartete tatsächlich die Filmmusik von Star Wars!

„Willst du mit reinschauen?", fragte ich Chrissi, denn Emily hatte ihm kein Programmheft gegeben.

„Nee, passt schon. Ich lasse mich lieber überraschen."

Dann eben nicht, dachte ich etwas enttäuscht.

Wir mussten nicht mehr lange warten, da kamen auch schon Rebecca und Jan mit unseren Karten zurück.

„Wir dürfen wegen deinem Rollstuhl durch die Sakristei rein, damit du dich nicht durch das Gewühle quetschen musst. Gut, oder?"

Rebecca stürmte vor und zeigte uns den Weg.

Am Eingang zur Sakristei stand ein Mann und entwertete unsere Karten, bevor er uns durchließ. Durch die Sakristei in den Dom zu gehen, war komisch. Irgendwie feierlich.

Karl quetschte sich an allen vorbei und nahm auf dem Platz, der der Mitte am nächsten war, Platz.

Dahinter kamen Emily, dann Rebecca und Jan, danach Chrissi und zuletzt ich.

Mein Platz war ganz am Rand neben der Kirchenbank.

Ich war so aufgeregt!

Der Dom war erfüllt von hunderten Stimmen.

Plötzlich erklang ein tiefer Orgelton und die Stimmen verstummten auf einen Schlag.

Erwartungsvolle Stille machte sich breit.

Das Konzert begann. Es war der Wahnsinn!

Ich bin eher Star Trek Fan und stehe nicht so auf Star Wars, aber das hier im Dom, das war echt der Hammer! Die Akustik war unglaublich gut.

Ich beugte mich vor und sah zu Jan. Er fieberte richtig mit und hatte ausnahmsweise nicht mal Augen für Rebecca.

Ich machte es mir wieder bequem und lauschte dem Konzert.

„Hammer! Das ist echt der Wahnsinn, oder?"

Chrissi sprach begeistert in mein Ohr, dass es nur so kitzelte.

Ich nickte.

Wahrscheinlich war ich knallrot wie eine Tomate.

Jedenfalls fühlte sich mein Gesicht ganz heiß an. Ich versuchte, mich wieder auf das Konzert zu konzentrieren. Doch das war gar nicht so leicht.

Unauffällig sah ich zu Chrissi. Er war voll konzentriert und lauschte der Orgel.

Chrissi.

Ich atmete tief durch und schaffte es schließlich, mich wieder auf das Konzert zu konzentrieren. Unheimlich laut strömte die Musik auf mich ein und riss mich förmlich mit. Es war wirklich atemberaubend! Mal was ganz anderes.

Klingt schnulzig?

Okay, du hast Recht. Aber, wenn du jemals ein Domkonzert in Sankt Blasien besuchen solltest, wirst du merken, dass das dort echt so krass ist. Und dass ich nicht übertrieben habe.

Solange du noch nicht da warst, wirst du mir wohl einfach vertrauen müssen.

Naja, jedenfalls saß ich da und genoss das Konzert, als die Musik plötzlich verstummte und die Orgel eine Pause ankündigte.

Während Emily und Karl kurz frische Luft schnappen gingen und Rebecca schnell aufs Klo flitzte, blieben Jan, Chrissi und ich auf unseren Plätzen.

Plötzlich stieß ein Mann auf dem Weg zurück an seinen Platz von hinten gegen meinen Rollstuhl. Sofort entschuldigte ich mich. Warum, weiß ich nicht. Es war irgendwie ein Reflex.

Der Mann fing trotzdem augenblicklich an zu schimpfen, obwohl er es ja gewesen war, der nicht aufgepasst hatte: „Da geht man einmal ins

Konzert und dann muss man sich dieses Elend reinziehen. Was machst du hier überhaupt, außer im Weg zu stehen? Leute wie du drücken hier echt auf die Stimmung. Fahr lieber zurück in dein betreutes Wohnen, du blöde Kuh. Wegen dir habe ich mir mein Knie an deiner Dreckskarre gestoßen."

Erschrocken und traurig sah ich den Mann an.

Gerade wollte ich was sagen, was, weiß ich gar nicht mehr. Irgendetwas halt, um mich zu rechtfertigen oder zu entschuldigen oder so.

Da stand Chrissi auf einmal ganz nah bei dem Mann, baute sich vor ihm auf und sagte bedrohlich leise: „Du hältst jetzt besser die Fresse, sonst polier ich sie dir, bis sie glänzt."

Der Mann war deutlich kleiner als Chrissi und eine Mischung aus klapprig und dicklich. Er wurde hochrot und wollte was erwidern. Chrissi schüttelte nur langsam den Kopf und rieb sich wie zufällig das Kinn.

Der Mann schluckte und suchte schweigend das Weite.

Jan war währenddessen auch aufgesprungen und hatte sich zu Chrissi gestellt. „Chrissi, das war krass. Sogar ich hatte Angst vor dir!" Bewundernd klopfte er Chrissi auf die Schulter.

„Ach was!", wimmelte Chrissi Jans Kommentar ab. „Ich schlage mich nie. Aber das weiß der Typ zum Glück nicht."

Dann setzte er sich wieder und beugte sich zu mir.

„Alles okay?"

Ich nickte. Dann musste ich doch ein bisschen weinen.

„Wein doch nicht!", bat Chrissi. „Wenn du willst, suche ich den blöden Sack und hau ihm doch noch eine rein, wenn es dir dann besser geht!"

Da musste ich durch die Tränen hindurchlachen. Was war das denn für ein Angebot? Total bekloppt. Aber irgendwie süß.

„Nein, bitte nicht", antwortete ich und wischte die Tränen weg.

Das sah Rebecca, die gerade vom Klo zurückkam.

„Was ist?", fragte sie besorgt.

„Nichts!", log ich.

„Nichts, was ein Chrissi nicht klären könnte", sagte Jan und deutete auf Chrissi.

„Haha!", machte Chrissi. Es war ihm wohl peinlich.

„Hä?", verstand Rebecca nur Bahnhof.

Aber dafür gab es schließlich Jan. Sie setzten sich und Jan erzählte ihr alles. Da merkte ich, dass ich mich noch nicht einmal bei Chrissi bedankt hatte.

„Danke", sagte ich so leise, dass er es gerade noch hören musste.

„Kein Ding!" , raunte Chrissi zurück. „Hab ich gern gemacht. Ich hasse solche Typen, die sich für was Besseres halten."

Kurz vor Pausenende huschten Emily und Karl wieder auf ihre Plätze. Die zweite Hälfte des Konzerts war mindestens genauso gut wie die erste. Ich wunderte mich über mich selbst, dass ich nach dem Zwischenfall mit dem Mann noch so viel Freude daran hatte. Aber wie Chrissi den Typ zum Schweigen gebracht hatte, war einfach wahnsinnig cool gewesen.

Ich weiß. Gewalt ist keine Lösung.

Chrissi hatte dem Mann aber auch nichts getan und der Typ war so gemein zu mir gewesen. Das hatte mich echt getroffen. Trotzdem, natürlich wäre es besser und vernünftiger gewesen, einen der Ordner um Hilfe zu bitten.

Aber so war es nicht und ich will dich nicht anlügen.

Nach dem Konzert verließen wir den Dom und genossen die Kühle der Nacht. Der Himmel war sternenklar. Wir stiegen ins Auto und fuhren los.

Bald merkten Emily und Rebecca, dass Karl zwar Richtung Marienberg fuhr, aber nicht den kürzesten Weg nahm. Für Jan und mich sah im Dunkeln ein Wald wie der andere aus. Ich hatte mir den Weg sowieso nicht gemerkt.

„Wohin fährst du?", fragte Rebecca.

„Zum Goggel. Da stehen doch diese Liegebänke. Da könnten wir ein bisschen Sternegucken."

Verliebt schielte er kurz zu Emily, bevor er seinen Blick wieder komplett auf die Fahrbahn richtete.

„Gute Idee!", fand Emily.

Obwohl die Nacht sternenklar war, fand ich die Aussicht, zwischen einem Pärchen und einem beinahe – was auch immer – Paar zu liegen und in die Sterne zu gucken, nicht so toll. Ich wollte jedoch Jans Glück nicht im Wege stehen, nur weil mich keines erwartete.

Also sagte ich: „Das wird bestimmt schön. Hier sieht man viel mehr Sterne als bei uns in Düsseldorf."

Karl fuhr also weiter Richtung Goggel. Dann, am Ortsausgang von irgendeinem Kaff, stand plötzlich ein Kälbchen samt Mutterkuh auf der Straße.

Karl bremste scharf und kam noch gerade rechtzeitig zum Stehen.

„Ich gehe bei Steiners klingeln. Das ist deren Vieh."

Ohne zu zögern stieg Rebecca aus und ging einfach hinaus in die Nacht. Ich blickte ihr hinterher.

„Dann gucken wir mal, dass wir die Viecher wieder auf die Weide kriegen!" Chrissi nickte Jan und Karl entschlossen zu.

Jan guckte ängstlich zu mir. „Meinst du?", fragte er unsicher.

„Das meine ich nicht nur, das müssen wir tun."

Chrissi stieg aus, ging zur Mutterkuh und trieb sie gekonnt vor sich her Richtung Weide. Karl sorgte dafür, dass das Kälbchen nicht seitlich ausbrach, sondern der Mutter folgte.

Als Jan das so sah, stieg er auch aus und versuchte zu helfen. Sie hatten Kuh und Kalb gerade zurück auf die Weide geführt und die umgekippte Stange des Elektrozauns wieder in den Boden gerammt, als Rebecca mit Herrn Steiner angelaufen kam.

„Das habt ihr gut gemacht. Danke Kinder!", lobte der alte Herr.

Ich konnte ihn gut hören, denn ich hatte das Autofenster geöffnet.

„Gerne, Herr Steiner!", sagte Chrissi und kam mit Jan und Karl näher.

„Dich kenn ich nicht!", sagte der Alte mit Blick auf Jan. „Bist du neu hier in der Gegend?"

„So ist es. Wir sind gerade erst nach Marienberg gezogen", bestätigte Jan.

Herr Steiner nickte zufrieden und ging Richtung Weide. Wahrscheinlich wollte er selbst nochmal den Zaun kontrollieren.

„Das war mal ein Highlight!", tönte Jan, als alle wieder im Auto saßen.

„Mmh", nickte Chrissi. „Rebecca, du hättest Jan sehen sollen, wie geschickt er das Kälbchen zur Weide getrieben hat."

Dann wandte er sich an Jan.

„Bist du sicher, dass du aus der Stadt kommst?"

Jan fühlte sich sichtlich geschmeichelt und räusperte sich verlegen.

„Ach", machte er und tat, als hätte er sich zu keiner Zeit gefürchtet.

„Vielleicht fahren wir nach der Aufregung doch besser heim. Ich bin im Dunkeln in den Bach getreten und habe mir nasse Füße geholt", stellte Karl fest.

„Oh, mein armes Karlchen!", tröstete Emily.

„Dann nichts wie ab nach Hause!"

Karl war in Aufbruchstimmung.

„Und was machen wir morgen?", wollte Jan wissen.

„Morgen fahre ich mit Emily zu meiner Oma. Was ihr macht, weiß ich nicht."

Karl wollte Emily wohl mal einen Tag für sich haben.

Verstand ich voll.

„Dann kommen Chrissi und ich morgen zu euch und wir schauen mal was so geht ... was wir unternehmen", verbesserte sich Rebecca eilig.

„Gern! Wir freuen uns!", meinte ich.

Denn ich freute mich wirklich.

Zuhause angekommen half mir Mama ins Bett. Ich war zwar müde, doch konnte trotzdem nicht einschlafen.

Also schrieb ich noch ein bisschen.

Jan ging es wohl ähnlich. Ich sah noch lange Licht unter dem Türspalt durchscheinen.

Kapitel 16: Glückskekse

Als Rebecca und Chrissi am nächsten Tag so gegen Mittag vorbeikamen, staunte ich nicht schlecht. Rebecca hatte Neuigkeiten, mit denen ich nie gerechnet hätte.

„Die Sau vom Nachbarn hat heute Morgen geworfen, als ich drüben war, um Milch vorbeizubringen. Das kleinste Ferkel hat sie verstoßen. Da hat der alte Fredi gesagt, ich kann es haben, weil er ihm sonst sowieso den Gnadenstoß geben muss."

„Das ist ja schrecklich!", war ich entsetzt.

„Und dann?", wollte Jan wissen. „Was hast du dann gemacht?"

„Na, mitgenommen natürlich. Was hätte ich denn sonst tun sollen?"

Rebecca strahlte über das ganze Gesicht.

„Nun liegt es bei unserer Hündin im Körbchen und denkt, es sei ein Hund", erklärte Chrissi.

„Als ob!"

Jan schüttelte ungläubig den Kopf.

„Doch, doch. Das stimmt", bekräftigte Rebecca. „Unsere Heidi hat es direkt adoptiert. Erstmal bekommt es zwischendurch noch ein Fläschchen Milch, bald säugt Heidi es bestimmt komplett."

„Das würde ich gerne sehen!", bat Jan.

„Das dachte ich mir schon", schmunzelte Rebecca. „Deshalb wollten wir euch auch abholen. Bei euch können wir ja ein anderes Mal was machen."

Das war super: Ein Ferkel im Hundekörbchen! Wir machten uns sofort auf den Weg.

„In einer halben Stunde essen wir!", rief Mama aus der Küche.

„Da sind wir schon weg!", rief Jan zurück.

Mama lief uns nach. Wir hatten es immerhin schon bis in den Flur geschafft.

„Na gut! Es gibt sowieso Nudelsalat. Ich könnte euch eine Schüssel fertig machen und ihr könntet vielleicht irgendwo picknicken."

„Oh, danke Mama, das wäre toll."

Ich fand die Idee perfekt.

Während Mama eine Tasche für uns packte, rollte ich kurz in die Küche und holte für jeden von uns einen Glückskeks aus dem Schrank. Papa hatte uns eine große Packung gekauft, um zu beweisen, dass Marienberg unsere neue Heimat werden würde. Bisher hatten wir die Kekse noch nicht geöffnet.

„Mama? Hast du uns Becher eingepackt?", fragte ich.

„Na klar."

Mama nickte.

„Und eine große Flasche Almdudler."

„Perfekt!", sagte ich.

Mama hängte die gepackte Tasche an den Griff meines Rollis und wir machten uns auf den Weg.

Zuerst besuchten wir natürlich Hündin Heidi und schauten ein wenig dabei zu, wie sie sich um das Ferkel kümmerte. Das war so unglaublich süß, das kann man sich eigentlich gar nicht vorstellen. Das muss man gesehen haben!

„Guck mal! Das Ferkelchen versucht, bei Heidi zu trinken!" Auch Jan war total begeistert.

„Kommt, wir lassen die beiden jetzt besser in Ruhe. Das Ferkel hatte schon genug Aufregung für heute", entschied Rebecca nach ein paar Minuten.

Sie ging über den Hof in Richtung Küche, da kam ihre Mutter heraus und winkte uns freundlich: „Hey, wir essen gleich. Möchtet ihr mit uns essen? Wir haben mehr als genug!"

„Was gibt es denn?", wollte Chrissi wissen.

„Pellkartoffeln mit Forellen. Ganz frisch, hat Papa heute Morgen gefangen."

„Eigentlich wollten wir mit Jan und Mia picknicken gehen. Können wir nicht einfach ein paar Pellkartoffeln mitnehmen?", fragte Rebecca.

„Na klar! Das schöne Wetter muss man ausnutzen!"

Chrissis Mutter nickte, ging in die Küche und kam mit einem Beutel Kartoffeln wieder.

Chrissi schnappte sich den Beutel und drückte seiner Mutter einen Schmatz auf die Wange.

„Los geht's!", kommandierte Rebecca.

Jan und ich folgten.

Wir gingen, okay, ich fuhr, zu „unserer" Feuerstelle am Bach. Dieses Mal blieben wir auf jener Seite des Baches, die direkt an den Weg grenzt. So musste mich niemand schleppen und Feuer wollten wir so und so nicht machen.

Rebecca rollte eine riesige Tagesdecke als Picknickdecke auf der Bergwiese aus und stellte die Schüsseln samt Tellern und Besteck daneben ins Gras. Chrissi legte die Limo zur Kühlung in den Bach, während Jan mir auf die Decke half.

Dann hockten wir uns auf die Decke, aßen, waren fröhlich und ließen es uns gutgehen.

Irgendwann fielen mir die Glückskekse wieder ein.

„Hey, ich habe noch was!", sagte ich. „Da drüben, in der Rollitasche!"

Jan griff hinein und zog die vier Glückskekse heraus.

„Glückskekse!", rief Rebecca erfreut und nahm sich einen.

Jan gab mir und Chrissi auch einen.

„Auf drei, okay?", fragte Rebecca.

Warum nicht?

Könnte witzig sein, dachte ich mir.

Ich nickte und auch Jan und Chrissi fanden die Idee gut. Rebecca zählte. Auf drei rissen alle ihre Kekspackung auf und knackten ihren Keks.

Alle. Alle, bis auf mich.

Ich bekam die Packung nicht auf. Saublöd. Chrissi griff nach meinem Keks. „Gib mal her! Ich mach das. Du kannst so lange den Zettel aus meinem Keks vorlesen. In Ordnung?"

Dankbar nahm ich den Zettel und las laut vor, während Chrissi meinen Keks auspackte.

„Gib jedem Tag die Chance, der beste deines Lebens zu werden!"

„Das mache ich immer!", sagte Chrissi selbstbewusst und reichte mir meinen Keks samt Zettel.

„Jetzt ich!"

Rebecca holte ihren Zettel heraus. „Liebe und Husten lassen sich nicht verbergen."

Da mussten Chrissi und ich lachen. Wie gut das passte!

Rebecca und Jan stimmten peinlich berührt mit ein.

„Was steht denn bei dir?", fragte Chrissi.

Ich faltete meinen Zettel umständlich auseinander und las: „Ein Tropfen Liebe ist mehr als ein Ozean Verstand."

Rebecca grinste.

„Warum grinst du denn? Ist doch so!", sagte ich schnippisch. Ich wedelte mit meinem Zettel. „Ein gutes Herz ist doch das Allerwichtigste. Findest du nicht?"

„Doch, doch“, kicherte Rebecca. „Das stimmt. Genau wie: Man sieht nur mit dem Herzen gut!"

„Sowieso“, bestätigte ich, obwohl ich nicht wusste, worauf sie hinauswollte. Egal. Ich war neugierig, was auf Jans Zettel stand.

Rebecca anscheinend auch. Sie wandte sich nämlich an Jan und fragte: „Und? Was steht bei dir?"

Jan schaute auf seinen Zettel und wurde rot.

„Na?"

Nun war auch Chrissi neugierig geworden.

„Nichts Besonderes."

Jan wich Chrissi eindeutig aus.

„Jan!", bat Rebecca. „Nun sag schon. Wir haben unsere auch vorgelesen."

Jan seufzte. „Na gut."

Er holte tief Luft.

„Nur wer loslässt, hat die Hände frei für Neues."

„Hast du Düsseldorf schon losgelassen?", fragte ich und versuchte zu zwinkern. Es klappte natürlich nicht. Meine Augenlider flatterten nur wie verrückt.

Da prusteten die anderen los. Sogar Jan.

„Komm, wir holen ein bisschen Holz, dann können wir es uns doch noch am Lagerfeuer gemütlich machen", schlug Chrissi Jan nach einer Weile vor.

„Gute Idee!"

Jan stand auf und ging mit Chrissi in den Wald.

„Die Kekse waren echt der Hammer", lobte Rebecca. „Auch, wenn mein Spruch voll peinlich war. Ich glaube ich bin echt rot geworden."

„Nein, gar nicht. Du hast dich gut gehalten", lobte ich.

„Trotzdem."

Dann sah Rebecca mir tief in die Augen.

„Er mag mich. Das hast du gesagt."

Ich nickte.

„Und wie."

Ich überlegte kurz. „Ich verstehe gar nicht, warum du so aufgeregt und schüchtern bist. Wenn ich so schön und perfekt wie du wäre, dann wäre ich bestimmt nicht schüchtern."

„So ein Quatsch." Rebecca schüttelte den Kopf.

„Erstens bist du auch sehr hübsch, und zweitens ist Liebe etwas ganz Besonderes. Man ist am Anfang immer nervös und unsicher. Man fühlt sich irgendwie kribbelig, verzweifelt und trotzdem irrsinnig gut. Das ist ganz normal. Ich glaube nicht, dass es anders ist, nur weil man behindert ist."

Sie guckte mich eindringlich an.

„Warst du denn noch nie verliebt?"

„Doch, schon. Aber nur unglücklich. Wer sollte schon jemanden wie mich wollen?"

Ich seufzte schwer. Das hatte ich vorher noch niemandem anvertraut. Meine Angst, nie geliebt zu werden, auszusprechen, machte es leider nicht einfacher.

Ich fühlte mich kein Stück erleichtert.

Nur total behindert.

„Du spinnst doch!", regte sich Rebecca auf. „Total!"

„Und meine Beine ... ich meine wegen dem Rollstuhl."

Rebecca ließ mich nicht ausreden.

„Deine Beine sehen super aus und du hast die schönsten Füße, die ich je gesehen habe. Total rosig und ganz ohne Hornhaut."

„Weil ich noch nie richtig darauf gelaufen bin", schob ich trotzig ein.

„Und was soll das mit dem Rollstuhl? Du willst doch einen Freund, der auf dich steht, und keinen, der auf Rollstühle steht, oder?"

Ich seufzte. Rebecca verstand mein Problem nicht.

Vielleicht, weil es mein Problem war. Vielleicht, nur vielleicht war den anderen meine Behinderung egal.

Mir aber nicht.

Ich beschloss, das Thema zu ändern.

„Da hinten kommen Chrissi und Jan!", sagte ich.

„Guck mal, wie sie schleppen, die Poser!"

Rebeccas Grinsen war ansteckend.

Ich sah rüber zu den Jungs.

Schwer bepackt kamen sie bei uns an. Sie warfen einen Teil des Holzes in die Feuerstelle, den Rest ein Stück weiter weg auf einen Haufen.

„Na Mädels, habt ihr uns vermisst?", fragte Chrissi selbstsicher und lächelte sein Beliebte-Leute-Lächeln.

„Total!", antwortete Rebecca betont übertrieben und lächelte. „Oder?"

Sie guckte zu mir.

„Total!", bekräftigte ich kichernd.

Die Jungs machten Feuer und wir unterhielten uns so lange. Wieder halfen mir Jan und Chrissi auf die Insel. Dann setzten sich Jan und Chrissi so zu uns, dass Jan zufällig neben Rebecca landete.

Bald waren die beiden in ein Gespräch vertieft. Chrissi sah zu mir rüber und machte ein unmissverständliches Zeichen in Richtung Rebecca und Jan.

Ja, genauso sah ich das auch.

Spätestens übermorgen würden die beiden unzertrennlich sein.

Jan hatte es gut. Ich freute mich für ihn. Wenigstens einer, der im Schwarzwald sein Glück gefunden hatte. Obwohl, ich wollte auch nicht undankbar sein. So viele Freunde wie jetzt hatte ich noch nie gehabt und die Ausflüge der letzten Tage waren auch besonders cool gewesen.

Trotzdem.

Wie gerne wäre ich auch ganz normal verliebt gewesen.

Egal. Pech gehabt. Man kann nicht alles...

„Und du?", fragte da Chrissi. „Hast du in Düsseldorf einen Freund?"

„Hä?" Ich schüttelte den Kopf. „Nee."

Der Grund war wohl klar, aber ich wollte mir nicht die Blöße geben.

„Hatte nur Idioten und Angeber in meiner Stufe. Auf so was steh ich nicht", sagte ich fest und hoffte, dass er es mir abnahm.

„Ah", machte Chrissi nur und sah wieder ins Feuer.

„Irgendwie langweilig hier. Ich glaube, ich gehe nach Hause. Bleibst du noch?", fragte er dann.

Toll. Ganz toll, dachte ich.

Ich bin so uninteressant und langweilig, dass er lieber schlafen geht, als hier mit uns – na gut, eher nur mir – am Feuer zu sitzen.

Ich bin ehrlich zu dir. Irgendwie hatte ich das auch erwartet.

Es war eigentlich eh schon ein Wunder und ein Zeichen großer Freundlichkeit, dass er mir so lange hier Gesellschaft geleistet hatte.

„Ach", gähnte ich demonstrativ. „Ich glaube, ich gehe auch nach Hause und lese noch ein bisschen."

„Hey, wieso?", fragte da Rebecca.

Wahnsinn, sie hatte also doch noch was von ihrer Umwelt mitgekriegt.

„Ja, wieso?", fragte auch Jan. „Ist doch gerade so schön."

Was sollte ich antworten? Dass Chrissi sicher lieber mit einem hübschen Mädchen hier gesessen hätte und ich nicht als fünftes Rad am Wagen am Lagerfeuer sitzen wollte?

„Ich bin müde", sagte ich stattdessen.

War gelogen. Klar. Na und?

„Ach Mia, komm schon!" Jan sah mich flehend an.

„Ich will auch lieber nach Hause", sagte da Chrissi. „Muss sowieso noch ein Referat für die Schule vorbereiten."

„Ein Referat?", wunderte sich Rebecca.

„Ja, für Bio. Was guckst du denn so?"

Chrissi sah Rebecca eindringlich an.

„Äh", machte Rebecca. „Ach so, das Referat für Bio. Ich dachte, du meinst Geschichte. Das hast du doch schon gehalten, oder?", erkundigte sie sich und zwinkerte komisch. Vielleicht hatte sie was im Auge.

Chrissi brummte irgendetwas Unverständliches und stand auf.

„Ich muss dann mal los", sagte er, trug den Rolli mit Jan rüber und ging.

Rebecca und Jan löschten das Feuer mit Bachwasser.

Auf dem Rückweg fragte mich Rebecca: „War was?"

„Nee, wieso?"

„Na, wegen Chrissi."

„Nö, ich glaube, dem war es einfach zu langweilig, weil Jan die ganze Zeit mit dir gequatscht hat."

„Oh!", machte Rebecca. Dann wurde sie still.

Zu Hause angekommen, las ich bestimmt noch ein, zwei Stunden. Denn ich war nicht müde. Kein bisschen.

Irgendwann schlief ich ein.

Kapitel 17: Die Prinzessin am Wasserfall

Am nächsten Morgen rief mich Rebecca an und fragte, was wir vorhätten.

„Gar nichts", antwortete ich. „Wir haben gehofft, dass ihr vielleicht eine Idee habt."

„Hier gibt es einen total schönen Wasserfall. Den könnten wir euch zeigen", meinte Rebecca.

Mir gefiel die Idee und wir verabredeten uns für später.

„Die anderen nehmen uns mit zum Wasserfall. Der soll ganz toll sein. Karl fährt, er bekommt wieder den Bus von seinem Vater."

„Bist du sicher, dass das was für dich ist?"

Mama war unser Vorhaben mal wieder nicht ganz geheuer.

„Auf jeden Fall!", bestätigte ich nachdrücklich.

„Ich spreche gleich mal mit Jan. Wenn er auch glaubt, dass der Ausflug zum Wasserfall nicht zu gefährlich ist, dann ist es okay."

Na super! Jetzt hing alles an Jan.

Beim Mittagessen befragte Mama Jan.

Papa hörte interessiert zu.

Jan warf mir einen verschwörerischen Blick zu und meinte dann betont locker: „Das ist echt kein Problem. Man kann mit dem Auto bis an den Wasserfall fahren."

Zum Glück konnte er so Mamas Bedenken ausräumen.

„Na, dann wünschen wir euch viel Spaß!"

Papa prostete uns mit seinem Suppenlöffel zu.

Verrückt.

Egal.

Ich durfte mit!

Ich war begeistert.

Ungefähr eine Stunde später kamen Rebecca, Emily, Karl und Chrissi angefahren. Papa gab uns die mobile Rollirampe fürs Auto mit und verlud wie gewohnt gemeinsam mit Jan meinen Rolli in den Kofferraum.

Dann setzte mich Papa ins Auto.

„Pass gut auf Mia auf!“, sagte er.

„Na klar!“, antwortete Chrissi und merkte erst jetzt, dass nicht er, sondern Jan neben ihm gemeint war.

„Machen wir alle“, ergänzte Chrissi schnell.

Dann ging es los.

Die Fahrt zum Wasserfall war kurz. Nicht viel mehr als zwanzig Minuten.

In der Pampa des Schwarzwaldes dauerte jede Fahrt, egal wohin, mindestens zwanzig Minuten. Der Wasserfall war also nah.

Karl fuhr ordentlich und schon bald führte die Straße mitten durch den Wald.

Links erhob sich der Berg, rechts floss der Bach durch sein wildes Bett, vorbei an Felsen und zum Teil umgestürzten Bäumen.

„Und?”, fragte ich. „Hast du dein Referat schon fertig?”

Ich sah zu Chrissi hinüber.

Er nickte.

„Bin ja kein Idiot.”

Hä? Warum reagierte Chrissi so eingeschnappt?

„Worüber ging das denn?”, fragte ich rasch.

„Über Kühe! Aber ich habe echt keine Lust, jetzt am Wochenende noch darüber zu quatschen.”

Was sollte das denn.

Ich hatte doch nur freundlich gefragt.

So sehr interessierte mich sein Scheißreferat nun auch nicht.

Ich drehte mich weg und sah aus dem Fenster.

Endlich waren wir da.

Jan und Chrissi luden den Rolli aus und Jan setzte mich rein. Ich fuhr ein Stück in Richtung Wasserfall. Dann sah ich, dass der kurze Weg viel zu steil und holprig für meinen Rolli war.

Mist.

Ich guckte unsicher zu Jan.

Jan schüttelte den Kopf.

„Nee echt, Mia. Ich habe mich gerade an dem blöden Rolli irgendwie verhoben. Der Chrissi ist voll die Kante. Der kann dich jetzt mal schleppen."

Klasse. Ich schämte mich. „Ist nicht so schlimm. Ich kann auch hier oben warten und ein bisschen rumfahren. Ist schön hier. Das macht mir echt nichts aus", log ich.

„Quatsch!", konterte Karl. „Das macht doch unserem Prachtbullen nichts. Der freut sich bestimmt, wenn er dich mit seinen Muckis beeindrucken kann. Oder Chrissi?"

Chrissi wurde rot.

„Fresse!", zischte er kurz angebunden.

Emily und Rebecca kicherten und zwinkerten sich zu. Wie kann man bitte so auffällig unauffällig sein?

Rebecca stand auf jeden Fall voll auf Jan. Irgendwie dachte sie wohl, dass Jan das Getue nicht auffallen würde.

„Also?", fragte Chrissi und sah mich an.

„Bin ich dir nicht zu schwer?"

Die ganze Situation war mir unheimlich unangenehm.

„Quatsch!"

Chrissi lächelte.

„Dich trage ich auf einem Arm, wenn ich will."

„Na, dann", ergab ich mich meinem Schicksal.

Zu blöd, dass Jan auf einmal schlapp gemacht hatte.

Zum Glück war es nicht weit.

Ich versuchte, mich ganz leicht zu machen.

Ich schämte mich, aber Chrissi lächelte freundlich. Er war so stark, er schien mein Gewicht tatsächlich kaum zu spüren.

Chrissi trug mich nicht Huckepack, wie Jan immer, sondern vor sich her. So, als sei ich eine Prinzessin, die er gerade in Sicherheit trug.

Als der Weg schwieriger wurde, empfahl Jan: „Mia, leg deine Arme um Chrissis Hals und lehn dich an, dann kann Chrissi dich leichter tragen."

Das leuchtete mir ein und deshalb klammerte ich mich an Chrissi, wie sich eine verliebte Prinzessin an ihren Prinzen klammert.

Karl prustete los.

Von dem Blödmann hatte ich auch nichts anderes erwartet. Was fand Emily nur an ihm? So war er ja ganz okay, aber irgendwie gehässig. Sein Humor ging meist auf Kosten anderer.

Am Wasserfall angekommen setzte mich Chrissi auf ein weiches Moospolster. Dahinter war ein Baum, so dass ich mich anlehnen konnte.

„Danke!"

Ich lächelte Chrissi an, doch er drehte sich sofort weg.

Die ganze Sache war ihm wohl doch unangenehmer gewesen, als er zugeben wollte. Das tat mir leid.

Ich war ihm trotzdem dankbar.

Der Wasserfall rauschte wild. Das Wasser stürzte bestimmt vier Meter in die Tiefe und sammelte sich in einem fast runden Becken, bevor es an der rechten Seite als Bach weiterfloss. Das Bachwasser im Becken war unglaublich klar. Sogar in der Mitte, wo das Wasser bestimmt drei Meter tief war, konnte ich die Steine am Boden deutlich erkennen. Wegen der Fichten, die am Ufer standen, war das Wasser leicht gelblich gefärbt. Sauber was es trotzdem.

Rebecca zog sich die Schuhe aus und ging knietief rein.

„Ah, ist das herrlich!", jauchzte sie.

„Ist das nicht saukalt?", wollte Jan wissen.

„Doch schon. Das ist ja das Tolle. Aber wenn du dich nicht traust, ist das völlig okay!“, rief sie Jan zu und spritzte eine Handvoll Wasser in seine Richtung.

Das konnte er natürlich nicht auf sich sitzen lassen. Jan zog sich bis auf die Unterhose aus und stieg ins Becken. Dann schwamm er bis zum Wasserfall und wieder zurück. Zum Abschluss tauchte er nochmal unter und sprang dann auf einen Felsen am Ufer.

Er schüttelte sich kurz.

„Du hast Recht, das Wasser ist toll!“

Ich hatte sofort bemerkt, dass Jan seine schönste und coolste Unterhose von ethica trug. Es hätte natürlich ein Zufall gewesen sein können, doch ich glaubte nicht daran.

Ich war mir sicher, dass Jan seinen Auftritt genauso geplant hatte, um Rebecca zu beeindrucken. Ich sah zu Rebecca und wusste sofort: Der Plan war aufgegangen!

Chrissi und Karl sprangen kurz drauf auch ins Wasser.

Jungs halt.

Die müssen sich zeigen.

Irgendwann setzten sich Emily und Karl etwas abseits und knutschten mal wieder.

Dann kam Rebecca zu mir und flüsterte: „Sorry. Ich mache das wieder gut!“

Laut sagte sie dann: „Jan, da vorne wachsen ein paar Fichten, die sind voller Harz. Im Baumstumpf neben der großen da könnten wir bestimmt Kienholz finden. Hilfst du mir?“

Und schon zog sie mit Jan los. Der konnte so ein Angebot natürlich nicht ablehnen.

„Tut mir leid“, sagte ich zu Chrissi, als er sich zu mir setzte. „Jetzt hast du nur mich übrig. Du musst nicht bei mir rumhocken, wenn du nicht willst.“

„Ach was", antwortete Chrissi. „Besser mit dir als mit Karl. Der ist manchmal echt fies."

Ich nickte. „Ist mir auch schon aufgefallen. Was Emily wohl an dem findet?"

„Vielleicht sein Auto", vermutete Chrissi im Spaß.

„Willst du eigentlich in die Oberstufe oder gehst du nach der Zehn ab? Ich habe eigentlich keine Lust mehr auf Schule, aber mit Abi könnte ich Lehrerin werden oder Autorin. Ich kann ja schlecht Elektrikerin oder Physiotherapeutin werden, so behindert, wie ich bin."

„So behindert bist du doch gar nicht", meinte Chrissi.

Bitte was?

„Ich kann nicht laufen und nur so halb stehen", gab ich zu bedenken.

„Ja schon, aber sonst." Chrissi verstand mein Problem nicht. Der konnte ja auch laufen.

„Und?", fragte ich nochmal.

„Was und?"

„Na, gehst du ab oder machst du noch Abi?"

„Hmm, ich glaube, ich werde Bauer wie mein Vater. Irgendjemand muss schließlich später den Hof übernehmen."

„Also Landwirtschaft. Ich glaube, das ist ein ziemlich schwerer Studiengang. Du schaffst das bestimmt, du kennst dich schon jetzt aus."

Chrissi brummte irgendwas und ging noch eine Runde schwimmen.

Kapitel 18: Brücken bauen

Vom Wasserfall aus winkte mir Chrissi zu und ich winkte auch. Nach einer Weile kam er zurück, schüttelte sich direkt vor mir und spritzte mich so nass.

„Boah Chrissi!“, schimpfte ich im Spaß. Aber tief im Inneren fühlte ich mich fantastisch. Ich kam mir in diesem Moment so normal vor.

Behinderte spritzt man nicht nass.

Das gehört sich nicht.

Dann quatschten wir noch ein bisschen über alles Mögliche. Ich erfuhr, dass Chrissi ein echt guter Basketballspieler war, der sogar in einem Leistungskader trainierte. In dieser Saison spielte er zum ersten Mal in der ersten Bundesliga.

„Wow! Ich kannte noch nie einen richtigen Profispieler. Hast du auch Autogrammkarten?“

Das war wirklich aufregend.

Chrissi wurde rot. „Nee. Aber wir bekommen im Oktober echt welche. Hat der Trainer gesagt.“

„Dann will ich die Erste! Und schreib mir bitte drauf, dass es die Erste ist. Die wird bestimmt mal richtig wertvoll! Das ist meine Chance, reich zu werden“, bemerkte ich und strahlte ihn an.

„Du machst dich über mich lustig“, maulte Chrissi und guckte beleidigt.

„So ein Quatsch. Ich meine das ernst“, bekräftigte ich.

Chrissi zuckte mit den Schultern. Keine Ahnung was der sich dachte.

„Hey!“, rief da Rebecca und winkte uns.

Sie kam gerade mit Jan aus dem Wald zurück.

Jan trug mehrere Stöcke.

„Wir haben Kienholz gefunden!“, freute er sich, als uns die beiden erreicht hatten.

„Ja, leider war der Baumstumpf ein Reinfall. Zum Glück kennt Jan sich aus, ohne ihn hätten wir nix gefunden. Dein Bruder ist echt spitze!“, sagte Rebecca selbstsicher.

Jan strahlte.

„Der Beste!“, bestätigte ich.

„Sollen wir langsam los?“, fragte Emily und kam mit Karl näher.

„Klar, wir wollen doch noch ans Lagerfeuer“, nickte Rebecca.

Chrissi hob mich hoch und ging mit mir zum Auto.

„Und ich soll laufen, oder was?“, beschwerte sich Rebecca im Spaß. Jan zögerte keine Sekunde und trug sie Huckepack nach oben zum Auto. Sein Rücken hatte sich anscheinend wahnsinnig schnell erholt.

Ich verzieh ihm trotzdem, denn er war hoffnungslos verliebt.

Karl ließ uns zu Hause raus und fuhr dann mit Chrissi, Rebecca und Emily zum Bauernhof.

Jan und ich erzählten unseren neugierigen Eltern von dem Ausflug. Sie freuten sich für uns, aber ich glaube, sie freuten sich noch mehr für sich selbst, weil sie kein schlechtes Gewissen mehr zu haben brauchten.

Mama gab uns eine große Tüte Marshmallows mit, dann machten Jan und ich uns auf den Weg zu den anderen.

Wir sammelten Chrissi, Rebecca, Emily und Karl am Hof ein und gingen dann weiter zum Lagerfeuerplatz.

„Tadaaa!“, rief Chrissi stolz.

Er machte eine einladende Geste.

Ich staunte: Chrissi hatte eine echt coole Überraschung für mich. Er hatte zwei dicke Bonanza-Bretter als Brücke über den Bach gelegt. Nun konnte ich, wann immer ich wollte, auch allein zur Feuerstelle.

„Boah Chrissi, du Genie! Danke!“

Ich freute mich wie verrückt.

„Saugeile Idee, Alter!“, lobte auch Jan.

„Ja, mein Chrissi, der hat so was eben drauf“, war Rebecca stolz.

„Wenn der jetzt noch ordentlich denken könnte, wär es richtig krass!“, zischte Karl Emily leise zu.

Ich hörte es trotzdem und Chrissi, glaube ich, auch.

Emily rammte Karl ihren Ellenbogen in die Rippen: „Scht! Sei still, sonst kannst du gleich abhauen!“

„Schon gut, war doch nur Spaß!“, raunte Karl reumütig zurück.

Obwohl ich alles gehört hatte, ließ ich mir nichts anmerken.

Stattdessen drehte ich mich zu Jan und meinte: „An Chrissi kannst du dir ein Beispiel nehmen!“

Jan nickte. „Echt“, bestätigte er.

Dann wandte er sich Chrissi zu. „Sag mal, wo kriegt man hier denn solche Bretter her? Der Bach fließt auch durch unseren Garten.“

„Die sägen wir in unserer Werkstatt selbst. Ein großer Teil von dem Wald da vorne gehört uns. Wenn du mir sägen hilfst, gebe ich dir zwei Bretter.“

„Das macht bestimmt Spaß, so was habe ich noch nie gemacht“, freute sich Jan.

Damit war das Thema beendet und Rebecca zündete fachmännisch das Feuer mit ihrem, also Chrissis, Feuerstahl an.

Es wurde noch ein echt schöner Abend. Jan versprach Chrissi, am nächsten Nachmittag vorbeizuschauen und ihm beim Sägen zu helfen.

Morgen hatten alle blöderweise wieder Schule. Außer Karl, der eine Ausbildung zum Automechaniker machte.

Kapitel 19: Porzellankatzen und Hinkefüße

Am nächsten Tag hielt Chrissi sein Wort und sägte mit Jan ein paar Bretter. Zwei brachte Jan später mit und legte sie über unseren Bach. Jetzt konnte ich auch auf der Wiese herumfahren, wenn ich wollte.

Sonst war der Tag eher langweilig für mich, denn Emily und Rebecca hatten jede Menge Hausaufgaben auf und deshalb keine Zeit.

Ich machte das Beste draus und schrieb weiter an meiner Trilogie. Ganze zwölf Seiten schaffte ich. Das ist ziemlich gut, dachte ich zufrieden.

Die nächsten Tage verliefen ähnlich und ich konnte kaum abwarten, dass es Freitag wurde.

Endlich trafen Jan und ich uns wieder mit unseren Freunden am Lagerfeuer. Jan hatte jeden Tag mit Rebecca und auch ich hatte zwei, dreimal mit Rebecca und Chrissi telefoniert.

Als wir am Freitag gemeinsam am Lagerfeuer saßen, hatte Chrissi eine Idee: „Wir könnten doch morgen mal ein bisschen in den Wald gehen."

„Ja, so ein bisschen Bushcraft, oder?", war Jan Feuer und Flamme.

Ich fand die Idee gut. Auch Rebecca und Emily stimmten zu. Nur Karl wollte lieber für seine Zwischenprüfung lernen. Mir war das ganz recht. Manchmal war er nämlich echt fies.

Wir verabredeten uns für Samstag um 11 Uhr bei Rebecca und Chrissi. Doch schon um 10:30 Uhr klingelte es an der Tür.

„Wir waren so früh wach. Da dachten wir, wir holen euch ab", begrüßte uns Rebecca.

Chrissi sagte einfach: „Hi!"

Jan zog Rebecca mit nach unten in sein Zimmer. „Ich muss dir unbedingt meine Survivalausrüstung zeigen!"

Chrissi und ich sahen einander an.

„Die hätte er wohl besser mir gezeigt“, schmunzelte Chrissi.

„Wieso dir? Rebecca liebt doch so ein Zeug“, meinte ich.

„Und was machen wir jetzt? Warten wir hier, oder?“

Chrissi guckte die Treppe hinunter.

„Du kannst dir mein Zimmer anschauen. Da ist aber nichts Besonderes dran“, meinte ich betont gelassen.

Ich fuhr auf die Rampe und fragte Chrissi: „Willst du mitfahren?“

„Nee, aber ich schaue mal, wie oft ich hoch und runter rennen kann, bis du unten ankommst.“

Er schaffte vierzehnmal. Jedoch nur, weil er die letzten drei Stufen sprang.

Schon beeindruckend.

„Du bist echt schnell!“, sagte ich bewundernd.

Dann zeigte ich ihm mein Zimmer.

Mist, ich hatte die sechzehn Porzellankatzen im Bücherregal vergessen. Wie peinlich.

Jetzt denkst du wahrscheinlich: Warum sechzehn?

Ja, sechzehn. Das ist nämlich schon etwas her. Da hatte ich noch nicht die siebzehnte Porzellankatze von meiner Mutter bekommen.

Bestimmt dachte Chrissi, ich sei eine verrückte Porzellankatzen-Sammlerin. Schnellstmöglich zeigte ich ihm die Terrasse, damit er keine Zeit hatte, lange das Bücherregal mit den Katzen anzuschauen.

Chrissi legte sich gemütlich auf die Sonnenliege und meinte: „Schöne Terrasse! Hier kann man es aushalten.“

Er sah sich um und sagte dann: „Du hast mehr Bücher als Rebecca. Bestimmt liest du gerne.“

Die Porzellankatzen erwähnte er nicht.

Vielleicht, nur vielleicht, hatte er sie übersehen.

„Ja, total.“

Ich nickte.

„Dann hast du die alle schon gelesen?“, staunte Chrissi.

„Die und alle, die ich sonst noch gefunden habe. Am liebsten lese ich Fantasy, aber ich mag auch historische Romane. Und du?“

Chrissi zuckte mit den Schultern und sah zu den Alpen hinüber. Bestimmt überlegte er, welches Buch er mir empfehlen könnte.

Gerade, als er tief Luft holte, um zu antworten, kamen Jan und Rebecca zu uns rüber.

„Wir müssen, Emily wartet sonst.“

Rebecca wandte sich zur Tür.

„Ich fahre mit nach oben, okay?“

Sie grinste.

„Na klar!“, freute ich mich, weil ich wusste, wie lustig eine gemeinsame Fahrt mit dem lahmen Treppenlift sein konnte.

Nachdem die Jungs, die zu Fuß gegangen waren, zwei Minuten oder so gewartet hatten, kamen wir schon mit Höchstgeschwindigkeit angerauscht. Dann machten wir uns auf den Weg.

An der Biegung zum Wald trafen wir Emily. Daher mussten wir nicht erst zum Bauernhof abbiegen.

Chrissi, der gerne schnitzte, suchte nach schönen Holz- und Wurzelstückchen, die schon von Natur aus eine gewisse Ähnlichkeit mit den Figuren hatten, die er daraus schnitzen wollte. Jan suchte eifrig mit, denn Chrissi hatte versprochen, ihm das Schnitzen beizubringen.

Rebecca und Emily blieben mit mir auf dem Weg und wir quatschten.

Als die Jungs zwischendurch außer Hörweite waren, schwärmte Rebecca von Jan: „Ich bin echt verliebt in deinen Bruder und ich glaube, er mag mich auch.“

„Ja, das tut er“, bestätigte ich. „Er ist dir hoffnungslos ausgeliefert, so verliebt ist er in dich.“

Rebecca strahlte.

Die Jungs kamen wieder näher. Wir hörten sie miteinander quatschen und sahen uns um. Auf der Talseite des Berges kletterten sie hoch, zurück auf den Weg. Gemeinsam ging es ein Stück weiter.

Bis Chrissi ein ganz besonderes Wurzelstück sah: „Das muss ich haben!", sagte er und begann, die Böschung auf der anderen Seite des Weges zu erklimmen.

Höher und höher.

Er war ein geschickter Kletterer.

Endlich war er hoch genug und versuchte, die lose, abgestorbene Wurzel aus dem Hang zu lösen. Plötzlich brach der kleine Felsvorsprung, auf dem er stand, aus dem lehmigen Hang. Chrissi versuchte noch, sich an der Wurzel festzuhalten, doch sie löste sich und er rutschte über den steilen Hang hinunter.

Hart und irgendwie schräg landete er auf dem rechten Fuß. Dann fiel er zu Boden und schrie.

Ob der Fuß gebrochen war?

Auf den ersten Blick sah es danach aus. Mist.

So eine Kacke!

„Chrissi!", brüllte Jan und rannte zu ihm.

Rebecca, Emily und ich folgten.

„Bist du verletzt?", war Rebecca entsetzt.

Chrissi stöhnte und versuchte, cool zu bleiben.

„Geht so. Aber ich glaube, ich kann nicht aufstehen. Und laufen garantiert nicht."

„Da sind wir schon zwei", versuchte ich, die Situation aufzulockern.

„Das ist nicht witzig. Mein Fuß tut sau weh", beschwerte sich Chrissi.

„Boah, Alter! Ich kann dich auf keinen Fall nach Hause schleppen, aber schleifen schaffe ich", stellte Jan fest. „Was musstest du auch so bescheuert herumklettern?"

Chrissi versuchte aufzustehen.

„Jetzt wäre es gut, wenn Karl auch da wäre. So ein Mist!“, schimpfte Jan.

Rebecca und Emily halfen Chrissi hoch. Dann stand er endlich an meinen Rolli geklammert auf dem linken Bein.

„Sehr gut. Das hast du super geschafft!“, lobte ich ihn.

Er grinste schief.

Wie konnte er bei den Schmerzen nur grinsen?

Keine Ahnung. War mir auch egal.

Noch nie hatte mich jemand so süß angegrinst.

Hach ja ...

Ich zwang mich, nicht weiter darüber nachzudenken.

Schließlich wollte ich ihm ja helfen.

„Und? Kannst du vielleicht auf dem linken Bein nach Hause hüpfen, wenn du dich an den Schiebegriffen des Rollis festhältst?“, fragte ich.

„Ich versuche es. Das wird schon gehen.“

Ich fuhr langsam los. Chrissi hielt sich fest und hüpfte hinterher.

Als ich mich zu ihm umdrehte, sah ich, dass ihm das Hüpfen offensichtlich große Schmerzen bereitete.

„Das geht so nicht. Das tut dir viel zu weh“, stellte ich fest.

„Doch, das geht. Ich halte das schon aus.“

Tapfer hüpfte Chrissi noch ein Stück.

Ich blieb stehen.

„Nein, das geht nicht. Definitiv nicht“, sagte ich mit fester Stimme.

„Ich könnte mich hier an den Rand setzen und ihr holt Hilfe“, schlug Chrissi vor.

Er hatte wohl eingesehen, dass er auf diese Weise keine zwei Kilometer bis nach Marienberg hüpfen konnte.

Chrissi versuchte nochmal, probeweise aufzutreten, und verzog das Gesicht. So, wie der guckte, musste das wirklich richtig wehtun.

Er tat mir leid.

„Die Idee mit dem Rolli-Rollator war wohl doch nicht so toll", gab ich zu.

„Da weiß ich was Besseres!", meinte Rebecca.

„Du stellst dich an, wie ein kleines Kind. Wie wäre es, wenn du dich einfach auf Mias Schoß setzt und sie dich nach Hause fährt!"

„Haha, sehr witzig. Das tut echt voll weh. Und heule ich, oder was? Nee!", wehrte Chrissi den Vorschlag abrupt ab.

Er überlegte kurz.

„Auf Mias Schoß?", fragte er dann.

Entgeistert sah er mich an.

„Ich sabber nicht und aufs Klo gehe ich auch schon!"

Ich war wütend und verletzt und starrte ihm fest in die Augen.

Da will man helfen und dann so was.

Unverschämt.

Arschloch. Unverschämtes Arschloch!

„Ähm, das meinte ich nicht. Ich meine, ich bin ziemlich schwer. Ich will dir nicht weh tun."

Jan dachte laut nach: „Die Idee ist gar nicht so schlecht. Nur andersrum."

„Wie jetzt?", wunderte ich mich.

Auf was wollte mein Bruder hinaus?

„Ganz einfach. Mia, ich hebe dich aus dem Rolli und Chrissi setzt sich rein", erklärte Jan.

„Super Idee! Echt super! Ich laufe dann einfach zurück. Oder wie hast du dir das gedacht?"

„Ich kann versuchen, dich zu tragen. Du bist wenigstens deutlich leichter als Chrissi, der Brocken."

Da war was Wahres dran.

„Oder ich setze mich rein und du setzt dich auf meinen Schoß", überlegte Chrissi laut.

„Gute Idee! Dann brauche ich keinen von euch zu schleppen!"

Jan war begeistert.

Ich eher nicht so.

Was, wenn ich vom Schoß fallen würde?

Meine Knochen würden wahrscheinlich einfach wegbröseln. Aber ich wollte auch keine Spielverderberin sein.

„Ja, das könnten wir probieren", meinte ich deshalb.

Jan hob mich aus dem Rolli. Rebecca und Emily halfen Chrissi in den Rollstuhl. Chrissi verlängerte den Gurt und schnallte sich an.

„Bereit?", fragte Jan.

„Ja!", sagten Chrissi und ich im Chor.

„Dich meinte ich nicht!", sagte Jan leicht genervt zu mir.

Dann setzte er mich auf Chrissis Schoß.

Auf Chrissis Schoß saß ich viel höher und unsicherer als sonst. Ich merkte, wie mir die Spastik in die Beine schoss.

„Ganz ruhig. Ich halte dich", raunte mir Chrissi leise beruhigend zu und legte seine Arme um mich.

Um mich!

„Oh, er hält dich. Du Glückliche!", machte sich Rebecca lustig.

Das hatte mir noch gefehlt.

„Ja, gaaanz toll", sagte ich betont gelangweilt.

Äußerlich wirkte ich vollkommen gelassen.

Doch mein Herz schlug mir bis zum Hals. Chrissi war so cool und trotzdem unglaublich nett.

Und witzig war er auch noch.

Und er sah verdammt gut aus. Wie er seine Arme so um mich legte und mich festhielt ...

Ja, okay, ich war verliebt.

Es war ein krasses Gefühl.

Wunderschön und ultimativ beängstigend zugleich.

Ich schluckte einmal tapfer und beschloss, meine Gefühle ganz tief in mir zu vergraben. Chrissi konnte sicher jedes Mädchen haben. Dass er da ausgerechnet eines im Rollstuhl wollte – undenkbar!

Das ist dir doch auch klar, oder?

Für mich war das jedenfalls eine glasklare Sache: Chrissi und ich? Unmöglich. Leider!

Um irgendwas zu sagen, sagte ich einfach: „Los geht's!"

Und gab Vollgas.

Mit satten 6km/h sausten wir dahin. Okay, rollten wir dahin.

Der Rest von uns lief nebenher.

Auf diese Weise brachten wir Chrissi nach Hause.

Kapitel 20: Lesen, lesen und nochmal lesen

Zum Glück lag Chrissis Hof fast direkt am Wald. Als wir ankamen, machte sich seine Mutter gerade im Kräutergarten zu schaffen.

Zuerst winkte sie uns fröhlich zu, weil sie glaubte, Chrissi würde sich nur einen Spaß mit mir erlauben.

Dann erkannte sie, dass er tatsächlich verletzt war, und kam angerannt.

„Chrissi, mein Schatz, was ist passiert?“, rief sie, noch bevor sie bei uns angekommen war.

„Ich habe mir den linken Fuß verknickt.“

Chrissi schaute kurz auf seine Hände.

„Ich meine, den rechten.“

„Ich hole dir was zum Kühlen!“, sagte Chrissis Mutter. „Mia, sei so lieb und fahr ihn in die Küche, okay?“

„Mache ich!“, sagte ich und steuerte uns beide ins Haus.

In der Küche angekommen zog ihm Chrissis Mutter vorsichtig Schuh und Socke aus und betrachtete den geschwollenen Fuß.

„Ich glaube, du hattest Glück im Unglück und hast dir deinen Fuß nur ordentlich verstaucht. Wir kühlen jetzt und ich mache dir Arnikasalbe drauf. Dann ist es bestimmt bald wieder gut.“

Jan hob mich von Chrissis Schoß.

Chrissi kletterte aus dem Rolli und setzte sich auf die Küchenbank. Als der Rolli frei war, setzte Jan mich wieder rein.

„Danke, du hast mich heute echt gerettet!“

Chrissi schaute mich mit leuchtenden Augen an.

„Das war doch nichts“, tat ich die Aktion ab. Ich wünschte Chrissi gute Besserung und machte mich gemeinsam mit Jan auf den Heimweg.

Am Sonntag kam Rebecca ohne Chrissi vorbei. Da ich wusste, wie verliebt sie in Jan war, sagte ich ihr, dass sie allein was mit Jan machen konnte.

Dann rief ich Chrissi an. Es ging ihm schon besser, aber er konnte noch nicht laufen.

„Mir ist sooo langweilig", beschwerte er sich.

„Wenn du willst, komme ich vorbei und unterhalte dich", bot ich ihm an.

„Wirklich? Das wäre toll! Ich bin hier echt einsam."

„Klar! Ich fahre sofort los", rief ich ins Telefon.

Ich legte auf, schnappte mir eines meiner Lieblingsbücher, sagte Papa Bescheid und fuhr los.

Chrissi staunte, wie schnell ich bei ihm war.

„Was hast du da mitgebracht?", fragte er neugierig.

„Der Hobbit. Ich dachte, wenn dir langweilig ist, könntest du es vielleicht lesen. Oder ich lese es dir vor, weil du jetzt ein armer Krüppel bist."

„Haha. So was darf man gar nicht sagen!"

„Ich schon, ich bin schließlich selbst einer!", sagte ich und grinste.

„Also, ich weiß nicht. Ich finde das nicht so lustig."

Dann guckte mich Chrissi ganz lieb an.

„Lies du mir vor, ja? Mir hat ewig keiner mehr vorgelesen."

Wie sollte ich da nein sagen?

Ich schlug das Buch auf und begann zu lesen. Chrissi hing förmlich an meinen Lippen. AN MEINEN LIPPEN.

Ich las und las und las. Drei Stunden lang.

„Morgen lese ich weiter", sagte ich danach erschöpft.

„Oh ja!", freute sich Chrissi.

In den nächsten Tagen besuchte ich Chrissi jeden Tag und las ihm den Hobbit und alle Teile von „Herr der Ringe" vor.

Das war wirklich schön.

Wir unterhielten uns viel. Jeden Tag wurde sein Fuß etwas besser. Am fünften Tag konnte Chrissi schon wieder richtig gut laufen.

Der Tag darauf war wieder ein Freitag. Weil es Chrissi schon gut ging, trafen wir sechs uns wieder am Lagerfeuer, machten Stockbrot und grillten Marshmallows. Dieses Mal blieben wir, bis es völlig dunkel war.

Die Nacht war hier im Schwarzwald wirklich viel dunkler als in Düsseldorf. Richtig schwarz. Hier gab es so viel mehr Sterne. Also eigentlich genauso viele, aber man konnte viel mehr Sterne sehen. Wir schauten in den Himmel und zeigten uns gegenseitig alle Sternbilder, die wir so kannten.

Chrissi redete kaum mit mir. Vielleicht hatte er nach fünf gemeinsamen Tagen einfach genug von mir oder es war ihm vor den anderen peinlich, mit mir zu reden. Jedenfalls war er irgendwie distanziert.

Wahrscheinlich hatte er Angst, ich könnte mir was drauf einbilden, so viel Zeit mit ihm verbracht zu haben.

Tat ich nicht.

Ehrlich.

Mir war völlig klar, dass er nicht in meiner Liga spielte.

Trotzdem war der Abend schön.

Erst nach ein Uhr nachts machten Jan und ich uns auf den Nachhauseweg.

Jan war nun schon fast eine Woche mit Rebecca zusammen und überglücklich.

„Du findest Chrissi toll, oder?", fragte Jan unvermittelt.

„So ein Quatsch. Er ist nett und das war es. Er ist nun wirklich nicht mein Typ", tat ich seine Frage genervt ab.

„Okay, schon gut." Jan schüttelte den Kopf.

Zuhause angekommen half mir Jan ins Bett und ging dann selbst schlafen.

Ich und Chrissi. Als ob! Leider.

Kapitel 21: Beinahe eine Porzellankatze

Am nächsten Tag war ich gerade draußen, als ... Jedenfalls lag ich im Gras am Bach, wo Jan mich hingelegt hatte.

Naja, nicht genau da.

Ich war noch ein Stückchen näher an den sprudelnden Bach gekrochen und schrieb an meiner Trilogie:

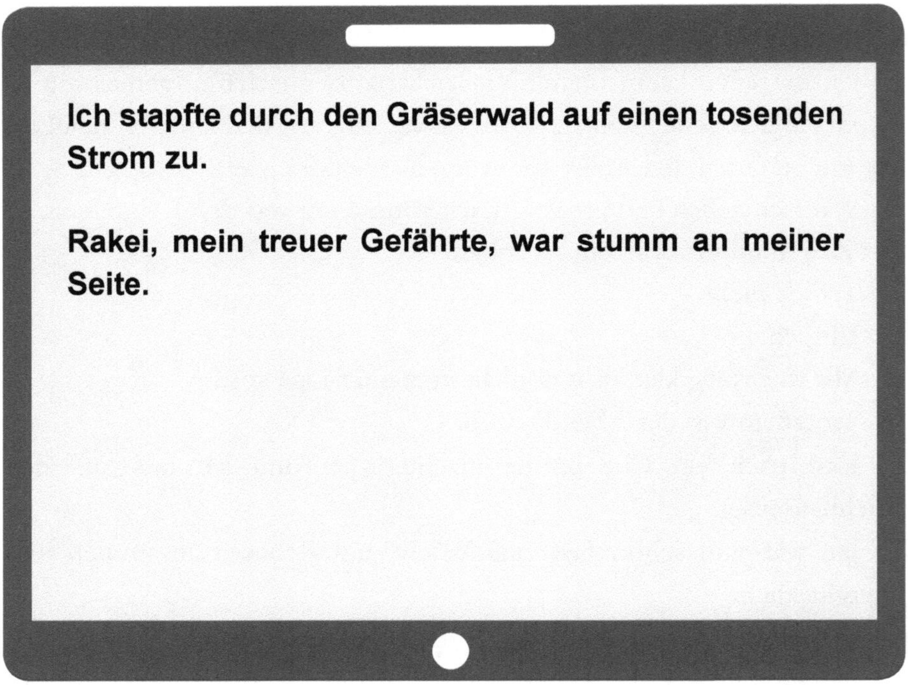

Nächstes Kapitel! Zufrieden drückte ich auf ‚Laut vorlesen'. Das mache ich immer so, wenn ich ein Kapitel fertig habe, weil ich dann Fehler ganz einfach finden und verbessern kann.

Danach lese ich es nochmal selbst für den Feinschliff.

Okay, ich lese es nochmal und nochmal und nochmal.

Ich drückte also auf ‚Laut vorlesen' und lauschte der Computerstimme. Entspannt schloss ich die Augen. Das Gurgeln und Plätschern des Baches neben mir verband sich mit der monotonen Stimme.

Bilder entstanden in meinem Kopf. Ich war tatsächlich in Atakothon. Mitten im Gräserwald.

Plötzlich ein Geräusch. Ein Niesen.

Wie jetzt? Das sollte gar nicht in meiner Geschichte vorkommen!

Ich öffnete die Augen und blickte mich um.

Chrissi saß im hohen Gras und sah mich an. Schnell drückte ich auf ‚Stopp'.

„Wie heißt das denn?", fragte Chrissi.

„Was?"

„Wie heißt das Buch?"

Er zeigte in Richtung meines Tablets.

„Die Story ist toll. Mindestens so gut wie ‚Herr der Ringe'. Aber der Sprecher ist echt das Letzte."

Ich musste lachen.

Irritiert sah mich Chrissi an.

„Warum lachst du? Du hast dir das Buch doch angehört."

Er hatte sich einfach so zu mir gesetzt. Wahrscheinlich hockte Jan mal wieder ewig auf dem Klo und Chrissi wollte nicht bei meinen Eltern auf ihn warten.

„Das ist kein echtes Buch", erklärte ich.

Chrissi wurde plötzlich rot. Warum?

„Weiß ich", sagte er schnell. „Es ist ein Hörbuch. Das meinte ich doch."

„Hä?", entfuhr es mir.

Ich hatte keine Ahnung, warum mir Chrissi den Unterschied zwischen einem Buch und einem Hörbuch erklären wollte. Hielt er mich wirklich für so dämlich?

Irgendwie schien er gerade gar nicht so cool zu sein wie sonst.

Egal. Ich schüttelte den Kopf.

„Nein. Das ist nichts. Das ist nur Spinnerei. Das habe ich mir nur ausgedacht“, meinte ich.

„Was? Du hast dir diese Geschichte ausgedacht? Krass. Wieso hörst du dir die dann so an? Die Stimme ist doch echt schlecht.“

„Ich versuche, so die Fehler rauszufinden, die ich beim Schreiben gemacht habe.“

Chrissi lächelte und kramte in seiner Hosentasche.

„Hier für dich! Weil du dich so lieb um mich gekümmert hast, als ich nicht laufen konnte.“

Er hielt mir ein selbstgeschnitztes Tierchen hin. Es war eine Katze.

Ja, genau: eine Katze!

„Die sammelst du doch.“

Chrissi grinste.

Ahhh!!! Ich sammle keine Katzen!

Das dachte ich, aber ich sagte es nicht. Stattdessen schaute ich mir die hölzerne Katze an. Sie war wunderschön gearbeitet. Sicher hatte er viele Stunden daran geschnitzt.

„Die hast du selbst gemacht?“, staunte ich. „Für mich? Das muss echt ewig gedauert haben! Sie ist wunderschön.“

Chrissi freute sich.

„Ich habe immer nach dem Vorlesen daran gearbeitet, wenn du weg warst. Sie ist aus der Wurzel, die ich bei meinem Sturz rausgerissen habe.“

Ich zögerte kurz und wusste nicht, was ich sagen sollte. Was konnte ich Chrissi von mir anbieten?

Da hatte ich plötzlich eine Idee.

„Wenn du willst, schicke ich dir den ersten Teil meiner Trilogie als Textdatei. Der erste Teil ist nämlich schon fertig. Ich bin gerade beim zweiten Teil.“

Chrissi schüttelte energisch den Kopf.

„Nee, lass mal.“

Dann drehte er sich um und ging. Einfach so.

Dann eben nicht!

Sonst war am Samstag nichts los. Für mich jedenfalls.

Jan war zu Rebecca gegangen, da hätte ich nur gestört. Chrissi hätte bleiben und mich unterhalten können, wo ich mich doch immerhin fünf Tage um ihn gekümmert hatte, aber nö. Wahrscheinlich war ihm das zu viel gewesen und er war einfach nur zu nett, um mir das auf die Nase zu binden.

Bedankt hatte er sich ja trotzdem. Mit einer selbstgeschnitzten Katze. Einer Katze! Für meine ‚Sammlung‘. Aber er konnte ja nicht wissen, dass ich die gar nicht sammle. Woher auch?

Also schrieb ich weiter am zweiten Teil und freute mich auf morgen.

Kapitel 22: Das Rennen meines Lebens

Die Jungs wollten in irgendeinen neuen Film und fragten, ob wir Mädchen auch dabei wären. Sie fragten sogar mich.

Natürlich sagte ich ‚ja'. Ich war ewig nicht im Kino. Das letzte Mal als „Klotz am Bein".

Du erinnerst dich bestimmt an die Aussage meines Bruders von damals. Puuh.

Wir verabredeten uns für Sonntag und Karl fuhr mit uns zum Kino. Weil wir früh dran waren, beschlossen wir, vorher noch was zu essen. Am Kino gab es einen Italiener. Der hatte einen Aktionstag und deshalb gab es nur Spaghetti in allen möglichen Variationen.

Spaghetti? Ich hätte heulen können.

Bei Susi und Strolch, da war das vielleicht romantisch. Aber bei mir? Ich würde mich komplett einsauen, mindestens die Hälfte auf meinem Schoß und dem Boden verteilen.

Ultimativ behindert aussehen.

Mein Hals war wie zugeschnürt.

Normal. Ich wollte so gerne normal sein.

Wäre ich doch ein normales Mädchen, dachte ich. Dann wäre alles möglich. Sogar, dass Chrissi mich lieben könnte.

Okay, vielleicht auch nicht. Alle fanden Chrissi toll. Da hätte ich mich wahrscheinlich sogar unbehindert hinten anstellen müssen.

„Äh!", machte Chrissi, als er auf die Karte guckte. „Nicht schon wieder Spaghetti. Ich hole mir lieber Pommes!"

Er drehte sich um und zögerte dann.

„Du siehst auch nicht aus, als hättest du Bock auf Spaghetti", sagte er zu mir.

Oh Gott! Zu mir! Nicht rot werden.

Nicht!

Rot!

Werden!

„Hmm. Pommes wären mir lieber."

Boah, wie lässig ich das gesagt hatte! So, als sei es mir fast egal.

In diesem Moment war ich unglaublich stolz auf mich.

„Dann komm!"

Chrissi ging Richtung Pommesbude und ich fuhr hinterher.

„Einmal Pommes rot-weiß und ... was nimmst du?"

„Nur eine große Pommes ohne alles, bitte."

„Also, bitte einmal eine große Pommes rot-weiß und einmal eine normale große Pommes", bestellte Chrissi für mich mit.

Ich wollte ihm die vier Euro für meine großen Pommes geben, aber er meinte nur: „Nee, lass. Ich bin froh, dass ich nicht alleine essen muss. Ich lade dich ein."

Das war nett von ihm, wirklich echt.

Wir stellten uns an die Seite, damit die Nächsten bestellen konnten.

„Danke, dass ihr mich mitgenommen habt. Ich war ewig nicht im Kino", sagte ich, als das Schweigen nach ein paar Minuten irgendwie unangenehm wurde.

„Jan hat drauf bestanden", sagte Chrissi.

Danke! Na toll!

Wahrscheinlich hatte Mama ihn mal wieder gezwungen.

„Hätte er sich sparen können. Wir hätten dich sowieso gefragt. Du gehörst doch jetzt zu unserer Dorfclique!", ergänzte Chrissi.

Als ich das hörte, ging es mir gleich etwas besser.

Die Ferien waren noch nicht einmal vorbei und ich hatte schon Freunde gefunden. Hätte ich nie geglaubt, wenn mir das vorher wer gesagt hätte.

Endlich hatte die Pommesfrau die letzte Bestellung ausgegeben. Natürlich waren die Pommes genau jetzt alle und sie musste für Chrissi und mich eine neue Ladung in die Fritteuse werfen.

Es zischte und brodelte wie verrückt.

„Guck mal, die sind aus echten, frischen Kartoffelstäbchen, keine billigen Tiefkühlfritten!“, freute ich mich.

Chrissi nickte. „Ja, die sind voll gut hier. Da lohnt sich das Warten!“

Die Pommesfrau hob den Gitterkorb mit den Pommes aus der Fritteuse, schüttelte das Öl ab und ließ die goldenen Stäbchen unter wildem Schwenken ausdampfen. Ich freute mich schon, weil ich dachte, die Pommes seien fertig. Doch da tauchte sie den Gitterkorb erneut ins siedende Öl.

„Zweifach frittiert für perfekte Knusprigkeit!“, erklärte mir Chrissi begeistert.

Zwei Minuten und zwei große Portionen aus dem Salzstreuer später war es endlich so weit: Beide Portionen standen fertig auf dem Tresen.

„Wer is‘ die normale?“, fragte die Pommesfrau und hielt uns die Pommes hin.

„Sie!“, sagte Chrissi und nickte dämlich grinsend in meine Richtung.

Sehr witzig.

Wirklich sehr witzig.

„Oh!“, machte die Pommesfrau. Ihre eigentlich harmlose Frage war ihr sichtlich unangenehm.

Schnell drehte sie sich zu den nächsten Kunden und stellte ein Schnitzel und eine Portion Currywurst mit Pommes auf den Tresen.

„Wer?“, fragte sie extra kurz. Nochmal wollte sie sich nicht blamieren.

„Ich bin das Schnitzel!“, sagte der untersetzte Herr in den Fünfzigern.

Ich musste die Luft anhalten, um nicht sofort laut loszuprusten. Schnell fuhr ich zum Kopfende des Biertischs, der zur Bude gehörte. Chrissi setzte sich zu mir.

Wir sahen uns an und glucksten vergnügt.

Leute gibt's. Also echt.

Klar, es war bekloppt.

Aber wenn du dabei gewesen wärst, hättest du auch nicht ernst bleiben können. Es war echt extrem witzig irgendwie.

Ich hatte extra Pommes ohne Soße und deshalb auch ohne Kleckern genommen. Das machte sich bezahlt. Die Pommes waren wirklich lecker und ich futterte meine Portion komplett auf.

„Wie kannst du nur so schlank sein und gleichzeitig so reinhauen?“, staunte Chrissi. „Ich meine, ich esse auch viel und besonders gerne irgendeinen Mist. Wenn ich kein Krafttraining machen würde, wäre ich bestimmt schon kugelrund.“

Haha, als ob! Chrissi hatte Muskeln wie ein Bodybuilder, nur ohne die ekligen Adern.

„Spastik!“, sagte ich. „Die Spastik verbraucht jede Menge Kalorien. Kein Wunder. Meine Muskeln sind dadurch bestimmt mehr angespannt als deine beim Training.“

„Oh“, wunderte sich Chrissi. „Na, dann kannst du wenigstens essen, was du willst, und behältst immer deine perfekte Figur.“

„Ja genau. Haha.“ Perfekt ... von wegen.

Als wir gegessen hatten, fragte Chrissi, ob ich noch kurz mitkommen würde. Er wollte nur eben ein Rennen im Arcade-Rennspielsimulator fahren. „Oder willst du den anderen lieber beim Spaghettiessen zuschauen?“

Wollte ich nicht. Wieso auch. Also kam ich mit.

An der Seite neben der Fressmeile standen zwei Arcade-Autorennspielsimulatoren nebeneinander. Außerdem gab es noch ein Airhockey und einen Flipper.

Chrissi setzte sich in einen Simulator.

Ich parkte gleich neben dem Ding.

„Warte mal!“, überlegte Chrissi laut. „Da kann man auf Automatik stellen. Willst du es auch versuchen?“

„Gas geben und Bremsen muss ich aber trotzdem“, gab ich zu bedenken.

„Das ist nicht so wichtig. Ich bin eh unschlagbar. Ist doch egal, mit welchem Vorsprung ich gewinne.“

„Haha, du eingebildeter Affe!“, entfuhr es mir.

„Nee, wirklich. Bis jetzt halte ich den Rekord. Guck mal: ‚Kri‘, das bin ich.“

„Wieso ‚Kri‘?“, wollte ich wissen.

„Na, weil man nur drei Buchstaben als Spielernamen eingeben kann. Und ‚Kri‘ ist nun mal ‚Chrissi‘ am nächsten“, erklärte Chrissi.

„Leuchtet ein“, gab ich zu. „Ich glaube nicht, dass du meine Beine da reingestopft bekommst.“

„Hast du ne Ahnung, was ich alles kann!“ Chrissi grinste großspurig. Dann hob er mich aus dem Rolli, als sei ich babyleicht, und trug mich zum Simulator. Tatsächlich schaffte er es, mich in den Sitz und meine Beine in den Fußraum zu schieben.

Er kniete sich auf den Boden und platzierte meine Füße auf den Pedalen.

„So! Jetzt kann es losgehen.“

Zufrieden setzte sich Chrissi in den anderen Simulator. Er kramte zwei Münzen aus der Tasche und warf je eine pro Simulator ein. Dann wählte er die Strecke aus. Eine extra leichte.

Jetzt startete der Countdown.

Ich war aufgeregt. So ein Mist!

Wenn ich aufgeregt bin, schießt mir meistens die Spastik in die Beine. Dann strecke ich sie krampfig aus und kann sie nicht knicken.

Das ist echt nicht lustig, kann ich dir sagen. Es ist einfach saublöd, wenn man Beine hat, die zwischendurch machen, was sie wollen.

Das Rennen begann.

Meine Beine verkrampften sich.

Beide Füße knubbelten sich auf dem Gaspedal zu einem Knäuel zusammen und ich gab ungewollt Vollgas. Trotzdem lenkte ich, so gut ich konnte, und hoffte, wenigstens einen Teil des Kurses zu schaffen. Bevor ich garantiert von der Strecke abkommen und in irgendeinen Poller knallen würde ...

Ich war so hochkonzentriert, dass ich gar nicht bemerkte, dass ich führte.

Plötzlich sah ich die Ziellinie. Ich konnte mein Glück kaum fassen: Ich hatte es echt ins Ziel geschafft!

„Das ist doch nicht wahr! Scheiße!“, schimpfte Chrissi.

„Was denn?“, fragte ich, denn ich hatte noch nicht kapiert, dass ich gewonnen hatte.

„Du hast gewonnen! Wie hast du das gemacht?“

„Mein Fuß ist von der Bremse aufs Gas gerutscht“, entschuldigte ich mich für meinen Sieg.

Wieso hatte ich das Gefühl, mich entschuldigen zu müssen?

Bekloppt.

„Mein schöner Rekord!“, jammerte Chrissi. Dann lächelte er wieder. „Naja, du warst auch im Vorteil.“

„Ich? Wie kommst du denn da drauf?“

„Na du fährst doch den ganzen Tag durch die Gegend.“

Jungslogik! Chrissi fummelte auf dem Display rum.

„Hier! Tipp deinen Namen ein!“

Und bald schon stand „Mia“ direkt über „Kri“.

„Bekomme ich eine Revanche?“, wollte Chrissi wissen.

„Nie im Leben! Ich beende meine Karriere lieber ungeschlagen!“

Ich grinste bis über beide Ohren.

Chrissi wirkte leicht beleidigt.

„Na toll! Dann darf ich aber wenigstens noch eine Runde flippern, bevor wir ins Kino gehen.“

„Klar!“ Ich hielt eine Münze hoch. „Und ich lade dich ein. Dann kommst du vielleicht leichter drüber weg, dass du gerade total gegen mich abgeschmiert bist.“

Chrissi schüttelte den Kopf und nahm die Münze. Ich glaube, er wollte sich beweisen, dass er es noch drauf hat. Jedenfalls flipperte er, als ginge es um Leben und Tod. Dadurch dauerte das Spiel eine gefühlte Ewigkeit.

Gott sei Dank knackte er den Rekord, so dass er wenigstens bei diesem Spiel noch ganz oben stand.

Triumphierend sah er mich an.

„Na?“, fragte er.

„Das hast du ganz toll gemacht“, lobte ich ihn.

Irgendwie hörte es sich an, als hätte ich einen Zirkushund gelobt. Das hatte ich nicht gewollt und das tat mir echt leid.

Chrissi ließ sich nichts anmerken und meinte nur: „Komm!“

Am Ende hatte doch alles viel zu lange gedauert.

Die Tür des Kinosaals war bereits zu und wir mussten im Dunkeln zu unseren Plätzen.

Rasiersitz, erste Reihe.

Treppe war nicht mit meinem Rolli.

Die anderen saßen schon längst. Chrissi musste ganz außen neben dem Rollstuhlplatz sitzen. Naja, die Plätze der anderen waren auch nicht viel besser. Ich fand es nett, dass sie Randplätze gebucht hatten, die an den Rollstuhlplatz grenzten. Sonst hätte ich allein sitzen müssen.

„Was habt ihr denn getrieben?“, fragte mein saublöder Bruder. „Wir dachten schon, ihr kommt nicht mehr.“

Witzig. Sehr witzig.

„Mia hat mich im Rennsimulator fertig gemacht“, gab Chrissi zu.

„Niemals!", riefen Emily, Rebecca, Karl und Jan wie aus einem Mund und konnten es nicht fassen.

„Bevor ich das nicht selbst gesehen habe, glaube ich das garantiert nicht!", bekräftigte Karl seinen Unglauben.

„Sorry, habe meine Karriere bereits an den Nagel gehängt. Ungeschlagen wohlgemerkt."

Das hatte ich echt cool rübergebracht. Total lässig.

Dann wurde es still, denn die Werbung war zu Ende und der Film begann. Der Film war wahrscheinlich gut, aber normalerweise guckte ich keine Actionthriller. Zu viel Stress, zu viel Blut. Ich hatte es vorher schon gewusst und trotzdem mitgewollt.

Die Handlung machte mir irgendwie Angst.

Aber es kam noch schlimmer: Während des Films berührte plötzlich etwas Warmes meine Hand.

Weil der Film gerade so spannend war, erschrak ich total und zog meine Hand hektisch weg.

Chrissi beugte sich zu mir. „Tut mir leid. Das war ich", wisperte er verlegen. „Ich dachte, das ist meine Armlehne. Die Sitze sind schmaler, als ich angenommen habe."

„Schon gut", flüsterte ich zurück.

Der hatte mich fast zu Tode erschreckt!

Ich versuchte, mir nichts anmerken zu lassen.

Kapitel 23: Zu doof für eine alleine

Trotz des Schrecks war der Abend schön. Wieder zu Hause erzählte ich Jan, dass Chrissi mir gestern eine Holzkatze geschenkt hatte.

Jan wieherte los.

Volle Kanne.

„Sehr witzig!“, motzte ich. „Als Chrissi kam, hörte ich mir gerade einen Textabschnitt vom zweiten Teil meiner geplanten Trilogie an. Der Text gefiel ihm, doch als ich ihm dann den ersten Teil per E-Mail schicken wollte, sagte der echt: ‚Nö, lass mal‘ und ging. Das war irgendwie mies. Aber heute war er wieder ganz normal nett.“

„Oh Mann, du bist echt behinderter, als ich dachte!“

Jan tippte mir auf die Stirn.

Was wollte der von mir?

„Wie kann eine alleine bitte so doof sein? Du musst heimlich einen Zwilling haben.“

So langsam reichte mir seine Unverschämtheit. Ich überlegte gerade eine schlagfertige, coole und vor allem spontane Retourkutsche, als er weitersprach.

„Ich hätte dich auf jeden Fall zum Wasserfall getragen. Aber Chrissi hat mich gebeten, dir nicht zu helfen.“

„Was hat das denn damit zu tun?“

Nun war ich erst recht aufgebracht.

„Das glaube ich dir nicht. Warum hätte er so gemein sein sollen, wo er mich doch am Ende selbst hingetragen hat?“

„Tja, warum mussten wir vor dem Kino Spaghetti fressen?“

Jetzt war Jan total durchgeknallt. Anders konnte ich mir sein Gelaber nicht erklären.

„Ihr wolltet doch unbedingt Spaghetti essen, besonders du. Obwohl du ganz genau weißt, dass ich Spaghetti nicht allein schaffe. Du wolltest mich bloßstellen, oder? Das war richtig fies von dir. Wahrscheinlich war das auch Chrissis Schuld?"

„Na klar war das seine Schuld. Er hat uns angebettelt, dass wir Spaghetti essen gehen. Weil er wusste, dass du da Probleme damit hast."

„Du spinnst doch!"

„Mann, hast du ne lange Leitung! Chrissi ist voll in dich verschossen! Er wollte dich tragen und auf starken Mann bei dir machen. Er wollte mit dir allein Essengehen, deshalb die Spaghetti und die Pommes. Er hat sich nicht getraut, dich direkt anzusprechen, weil er dachte, er sei zu doof für dich. Wenn der wüsste, wie blöd du bist, hätte er sich das Theater sparen können."

„Wieso zu doof?" Ich kapierte gar nichts.

„Na, was meinst du wohl, warum er mit siebzehn in der Zehnten an der Juchri ist? Das ist ne inklusive Schule. Chrissi hat den Förderschwerpunkt Lernen."

Jan sah mich eindringlich an.

„Das hast du aber nicht von mir!"

Wollte Jan mich verarschen? Das wäre echt gemein gewesen. Irgendwie schien er es ernst zu meinen. Ich muss unglaublich dämlich geglotzt haben, denn Jan beugte sich zu mir und sagte: „Mia, dass du das nicht gemerkt hast. Chrissi ist echt voll okay. Gib ihm doch ne Chance."

Chrissi. CHRISSI!

Ich war sprachlos.

Wenn das stimmte, war ich echt so blöd, wie Jan meinte.

Mein Gesicht begann schon, wehzutun. Erst da merkte ich, dass ich dümmlich vor mich hin grinste. Trotzdem konnte ich nicht damit aufhören.

Ich war plötzlich so glücklich und aufgeregt.

Außerdem hatte ich einen Vorteil: Ich wusste, dass Chrissi mich mochte, aber er wusste nicht, dass ich es wusste. Und schon gar nicht, dass ich ihn auch mochte. Sehr, sehr mochte.

Ich beschloss, die Sache vorsichtig anzugehen.

Man kann nie wissen.

In der Nacht träumte ich wieder von Chrissi. Ich konnte nichts dagegen tun, ich war so verliebt.

Am nächsten Tag überlegte ich hin und her.

Doch mir fiel absolut nichts ein, womit ich Chrissi aus der Reserve hätte locken könnte.

Ich wollte so gern mit ihm zusammen sein.

Ob er wirklich dachte, er könnte zu dumm, zu schlecht für mich sein? Das konnte ich mir nicht vorstellen.

Mein blödes Schubladengelaber fiel mir wieder ein. Ich ärgerte mich über mich und meine große Fresse. Chrissi war immer so locker, freundlich und stark.

Plötzlich musste ich wieder an den See denken, als er das Boot zum Schaukeln gebracht hatte. Wie ich mich an ihn geklammert hatte, an seinen Spruch. Vielleicht hatte er damit die Lage checken wollen. Vielleicht.

Chrissi.

Förderschwerpunkt Lernen oder nicht: Er wusste so Vieles und er war der Einzige gewesen, der auf die Idee mit der Bretterbrücke gekommen war. Was sollte ihn da eine Mathenote kümmern? Was sollte mich die Note kümmern?

Chrissi gefiel mir genauso, wie er war.

Wenn er mich wirklich mochte, musste ich meine Chance nutzen und ihn irgendwie für mich gewinnen.

Schließlich entschied ich mich, mutig zu sein.

Wirklich mutig.

Als Chrissi am nächsten Tag vorbeikam, um mit Jan zu schnitzen, beschloss ich, ihm mein Herz auszuschütten.

Da ich mich kannte, wusste ich natürlich, dass ich ihm das nie in die Augen sagen könnte. Zumindest nicht ohne vor Angst und Peinlichkeit zu sterben.

Kurz einen Zettel rüberreichen, das könnte ich schaffen, dachte ich. Ich schrieb ihm also. Schrieb, dass ich mich in ihn verliebt hatte.

Als Chrissi vorbeikam, ging er zu mir auf die Terrasse, um ‚Hallo' zu sagen. Kurz drauf wollte er zu Jan gehen.

Da reichte ich ihm den Brief.

Eigentlich war es ein ganz normaler Zettel, in den ich all meine Hoffnungen setzte.

Chrissi faltete das Papier auseinander und schaute sich den Text an. Dann schmunzelte er kurz.

„Tolle Story!", sagte er und gab mir den Brief zurück.

Nein, oh nein! Bitte nein!

Jan hatte mich also doch angelogen. Ich schämte mich so sehr und wusste nicht, was ich tun sollte.

Ich hatte Chrissi gerade mein Herz ausgeschüttet und er hatte nur blöd gegrinst und „Tolle Story!" gesagt.

Am liebsten wäre ich im Boden versunken.

Ich wollte nicht weinen, wirklich nicht, aber ich konnte meine Tränen nicht zurückhalten.

Leise begann ich zu schluchzen.

Da wurde Chrissi plötzlich ganz unruhig.

„Was ist los?", fragte er und tat besorgt.

Was für eine saublöde Frage, was sollte ich darauf sagen?

Vielleicht: „Ich weine, weil du mich nicht liebst und es witzig findest, dass ich dir im Brief meine Liebe gestehe"?

Nein, das konnte ich nicht sagen.

„Lass mich!", flüsterte ich stattdessen.

Ich wollte nicht flüstern, aber meine Kehle war wie zugeschnürt.

Über die Terrasse fuhr ich in mein Zimmer und ließ Chrissi draußen stehen. Vor seinen Augen verschloss ich die Tür.

Chrissi zuckte nur mit den Schultern, drehte sich um und ging.

Ging einfach.

Drehte sich noch nicht einmal mehr um.

Kapitel 24: Tränen lügen nicht

Am nächsten Tag kam Chrissi nachmittags vorbei, als wäre nichts gewesen.

„Kommst du mit mir zum Angeln?"

Chrissi wedelte mit seiner Angel und hielt mir einen Eimer voller Teigbällchen hin.

„Bitte keine Almosen!", sagte ich kühl.

„Was meinst du damit?"

Chrissi schien irritiert.

„Das weißt du ganz genau."

„Nein, weiß ich nicht."

„Tu doch nicht so! Du hast meinen Brief doch gelesen."

„Brief? Welchen Brief?"

„Das wird mir zu blöd! Jetzt machst du dich auch noch über mich lustig, du Arschloch!"

Wütend fuhr ich über den Weg in Richtung Bach und danach weiter Richtung Wald. Einfach querfeldein. Ich wollte nur noch weg. Um ins Haus zu kommen, hätte ich aber an Chrissi vorbeigemusst, deshalb entschied ich mich für die Wiese.

Chrissi trabte mir hinterher.

„Bleib stehen!", rief er. „Bleib doch bitte stehen!"

Ich hörte nicht. Warum auch.

Stur fuhr ich weiter. Vollgas.

Chrissi joggte nebenher.

„Bitte!"

Er schien ehrlich verzweifelt zu sein.

Na und? Ich war auch fertig.

Dank ihm.

Irgendwann hielt ich dann doch noch an. Ich wollte wissen, was er mir sagen wollte.

Blöde Neugier.

Chrissi hatte Tränen in den Augen und schien echt verzweifelt zu sein. „Es ist nur, weißt du, ich kann nicht lesen. Ich kann es wirklich nicht."

Er war jetzt knallrot und wischte sich ein paar Tränen aus den Augen. „Ich habe mich so vor dir geschämt. Ich meine, du schreibst ganze Bücher und ich bin so schrecklich dumm."

„Du bist doch nicht dumm!", entrüstete ich mich. „Du kennst dich mit dem Hof und allem Drum und Dran aus und dann bist du noch ein echter Künstler. Ich liebe deine Holzkatze. Und ein Bundesligasportler bist du obendrein. Du bist echt der Hammer!"

Ich stockte. „Und deshalb habe ich dir den Brief geschrieben. Den, wo du dachtest, es sei eine Geschichte."

„Ich bin so doof. Ich schäme mich so."

Chrissi weinte. Oh Gott! Der coole, starke Chrissi, der immer einen witzigen Spruch auf den Lippen hatte. Das konnte ich kaum mit ansehen. Er tat mir so leid.

„Ach, Chrissi!", sagte ich tröstend.

Mein Ärger war verflogen. So verheult sah er unglaublich süß aus. Er hatte den Brief tatsächlich nicht gelesen, sich nicht über mich lustig gemacht. Vielleicht.

Das ‚vielleicht' gab mir neue Hoffnung. Seine Tränen auch.

„Hast du den Brief noch?", fragte Chrissi plötzlich.

Ich nickte. „Ja, hier in meiner Tasche."

„Liest du ihn mir vor?"

Das konnte Chrissi wohl nicht ernst meinen!

Meinte er aber.

„Ich trau mich nicht", murmelte ich.

„Bitte!", bettelte Chrissi.

„Ich kann mit dir natürlich nicht mithalten, weil ich nicht lesen kann. Aber ich mag dich wirklich gerne. Echt. Deshalb muss ich wissen, was da steht. Damit ich das machen kann, was du von mir willst."

„Da steht nichts, was du machen sollst. Da steht. Da ... d a daa steht n n nur ..."

Na toll, jetzt fing ich auch noch zu stottern an!

„Da steht nur, dass ich - - -"

Ich machte eine Pause, überwand mich und sprach es dann aus: „Dass ich mich in dich verliebt habe. Ich weiß, dass du eigentlich viel zu cool bist und ich natürlich zu behindert bin, aber ich wollte es dir trotzdem sagen."

So, jetzt war es endlich raus!

Ich überlegte kurz und meinte dann zur Sicherheit noch: „Ich wollte es dir sagen, weil Jan mir erzählt hat, dass du dich angeblich in mich verliebt hast. Ich habe mir so gewünscht, dass es wahr wäre. Doch das war wohl nur ein gemeiner Spaß von Jan."

Jetzt konnte ich definitiv nicht mehr weitersprechen.

Ich hatte den dicksten Kloß der Welt im Hals.

Noch ein Wort und ich würde losheulen und nie wieder aufhören.

Tieftraurig ließ ich den Kopf hängen.

„Was? Der hat mich verraten! Jan hat mir versprochen, nichts zu verraten!"

Chrissi konnte es nicht glauben.

Verraten?

Dann war es also wahr? Ich sah Chrissi in die Augen und erkannte, dass Jan nicht gelogen hatte.

„Ach Mia!", flüsterte er sanft.

Chrissi beugte sich zu mir runter und küsste mich. Gab mir den ersten richtigen Kuss meines Lebens.

Chrissi, der süßeste Junge der Welt! Ich konnte mein Glück kaum fassen. Auf einmal war das Leben wieder wunderschön.

Kapitel 25: Heubodenfest und Eimersaufen

Plötzlich kam Jan angerannt. „Alles okay?", fragte er besorgt, weil ich mitten auf dem Feld stand.

„Nichts ist okay!", antwortete Chrissi bemüht böse. „Du hast mich verraten!"

Jan guckte erschrocken.

„Und jetzt ist nichts mehr okay. Alles ist wunderschön!"

Chrissi strahlte und sah mich verliebt an. Ich strahlte mindestens so verliebt zurück. Dann küsste er mich wieder.

„Oh!" Mehr brachte Jan nicht heraus. Er guckte ganz verdattert.

Chrissi klopfte Jan auf die Schulter. „Gut gemacht!", brummte er.

Jan machte nochmal „Oh!". Dann drehte er sich um und ging. Erst langsam, dann immer schneller.

Dann war er im Haus verschwunden.

Keine zehn Minuten später wussten auch Rebecca, Emily und Karl Bescheid.

Nochmal zwanzig Minuten später saßen wir alle gemeinsam am Lagerfeuer.

„Ihr passt wie Arsch auf Eimer!", fand Karl, der mal wieder nicht ohne einen blöden Spruch auskam.

„Boah, Karl! Sei doch nicht immer so kacke!", schimpfte Emily. „Sonst bist du bald wieder Single."

Karl guckte ganz betroffen. „So habe ich das doch gar nicht gemeint. Das war nur Spaß und die beiden passen nun wirklich perfekt zusammen. Findest du nicht?"

Emily murmelte vor sich hin, halb zustimmend, halb grantig.

„Ich freue mich für euch beide! Das muss gefeiert werden!“, entschied Rebecca.

Chrissi sah mich zuckersüß an.

Ich hatte zwar schon Grinseschmerzen, konnte aber trotzdem nicht aufhören zu grinsen.

So glücklich wie in diesem Moment war ich, glaube ich, noch nie. Das war wirklich ein Fest wert, dachte ich.

Doch eigentlich brauchte ich gerade gar kein Fest.

Nur Chrissi, der meine Hand hielt.

Mein Herz schlug wie verrückt.

Ich versuchte, mich zu konzentrieren.

„Was könnten wir denn machen? Hast du schon eine Idee?“, fragte ich dann mühsam beherrscht und war wahnsinnig stolz auf mich, dass ich mich so zusammengerissen hatte.

„Ja, habe ich! Und zwar eine ganz tolle! Wir machen heute einfach eine Übernachtungsparty auf unserem Heuboden.“

Ich wollte zwar auch schon immer mal im Heu schlafen, aber der Heuboden war nur über eine Leiter zu erreichen.

„Wie soll ich denn da hochkommen?, fragte ich zweifelnd.

„Das ist gar kein Problem! Du hast ja mich!“

Chrissi lächelte stolz.

Hach ja ... Ich spürte genau: ich hatte den besten Chrissi der Welt erwischt!

Wir teilten uns auf, um Bettlaken, was zu futtern und Getränke zu besorgen. Okay. Zufällig teilten Chrissi und ich uns ins gleiche Team auf. Wir beide waren für die Bettlaken zuständig. Mama hatte einen ganzen Umzugskarton voll, das wusste ich genau, denn ich hatte ihr vor dem Umzug oft beim Packen zugeschaut.

Chrissi und ich machten uns also auf den Weg.

Händchen haltend.

Ich wollte mich mit ihm unterhalten, aber mir fiel nichts ein. Ich konnte gerade nur „Ich bin so glücklich!“ und „Chrissi“ denken.

Irgendwann brach Chrissi das Schweigen.

„Mia, ich bin so froh, dass du mich so magst, wie ich bin. Bei dir brauche ich mich nicht zu verstellen. Vor dir brauche ich mich auch nicht zu schämen, dass ich nicht lesen kann.“

„Wieso hast du dann nie was davon gesagt?”, fragte ich.

„Habe ich doch versucht. Ich habe dich sogar gefragt, ob du einen Freund hast. Du hast geantwortet, du stehst nicht auf Idioten.”

Oh Gott!

Ich Arschloch!

Wer weiß, was ich noch alles Blödes gesagt, wie sehr ich ihn verletzt hatte? Ich schämte mich.

„Mensch, Chrissi! So war das doch nicht gemeint. So was könnte ich nicht einmal denken. Es tut mir so leid. Ich war saublöd. Ich habe nicht nachgedacht.”

Ich sah ihm tief in die Augen.

„Mir hat das Wort ‚Idiot‘ damals echt nichts bedeutet. Das war nur ein blöder Spruch, weil ich nicht zugeben wollte, dass mich noch kein Junge jemals richtig mochte. Ich wollte cool wirken. Vielleicht ist das einfach so: Man sagt was, ohne richtig nachzudenken, und tut anderen damit weh. Weil man nur an seine eigenen Probleme denkt und nicht glaubt, dass andere auch welche haben. Und Schwächen, die sie verbergen.”

Ich hätte wahrscheinlich noch länger weitergeplappert und versucht, mich zu entschuldigen.

Aber Chrissi beugte sich einfach vor und küsste mich.

„Ist doch jetzt egal. Es ist ja alles gutgegangen.”

Chrissi lächelte.

Lächelte sein Chrissilächeln und machte mich damit glücklich.

Zuhause angekommen, klingelte ich.

Meine Mutter öffnete bestens gelaunt: „Hallo, ihr beiden! Kommt doch rein!“

Da bog auch schon Papa wie zufällig um die Ecke.

„Hallo Chrissi! Schön, dass du hier bist. Äh, du natürlich auch, Mia. Also, ich meine: Und? Was habt ihr vor? Wird heute wieder gegrillt?“

Während Papa so vor sich hin stotterte, grinste er dümmlich von einem Ohr zum anderen. Mama und Papa versuchten beide, besonders normal und lässig zu wirken.

Ich schaute zu Chrissi. Er hatte wohl denselben Verdacht

„Ihr wisst es schon!“, stellte ich trocken fest.

Mama zuckte entschuldigend mit den Schultern.

„Das ist ein kleines Dorf.“

Papa nickte. „Ein sehr kleines Dorf!“, bestätigte er.

„Außerdem hat deine Mutter angerufen, Chrissi. Nehmt es ihr nicht übel. Sie freut sich so und wir freuen uns auch wahnsinnig für euch“, gab Mama zu.

Irgendwie war mir das unangenehm, keine Ahnung warum.

Vielleicht, weil ich Chrissi nicht teilen wollte.

Deshalb sagte ich schnell: „Wir machen heute mit allen eine Übernachtungsparty auf dem Heuboden. Mama, kannst du uns dafür bitte sechs Bettlaken ausborgen?“

Mama nickte und machte sich aus dem Staub. Laken holen.

„Chrissi.“ Papa versuchte, ernst zu gucken. Es gelang ihm nur halb. „Chrissi“, sagte er jedenfalls. „Du passt mir bitte gut auf Mia auf und trägst sie ganz vorsichtig hoch.“

Chrissi wurde sofort knallrot. „Äh ja!“, stotterte er. „Ja, natürlich. Ich würde Mia nie fallenlassen, ehrlich.“

Papa lächelte wieder. „Natürlich nicht!“

Mama rettete uns aus all der Peinlichkeit, indem sie endlich mit den Sachen anmarschiert kam.

Wir bedankten uns und Chrissi klemmte sich die Bettlaken unter den Arm.

„Die kannst du auch auf mich legen, dann brauchst du die nicht zu schleppen“, bot ich an.

Chrissi starrte mich entgeistert an.

„Niemals!“

Er schüttelte den Kopf.

Dann machten wir uns auf den Rückweg.

Bald kamen wir bei den anderen an.

Ich konnte immer noch nicht klar denken.

Ich brauchte Chrissi nur anzuschauen, und schon bekam ich so ein warmes, hibbeliges Gefühl.

Frisch verliebt – wie schön.

Rebecca und Jan hatten schon Chips, Flips, Schokolade und Kirschen besorgt. Kurz nach uns kamen auch Emily und Karl. Und zwar mit Almdudler und sechs kleinen Eimern.

„Was sollen wir denn mit den Eimern?“, wunderte sich Rebecca.

Karl wedelte mit einem herum und erklärte: „Die haben wir extra gekauft. Die sind lebensmittelecht. Eimersaufen, nur anders. Ich dachte, jeder könnte sich einen kleinen Eimer Milch selbst melken. Mia und Jan haben bestimmt noch nie selbst von Hand gemolken, oder?“

„Nein, noch nie!“ Jan war begeistert. „Chrissi, du zeigst mir eh, wie das geht, oder?“, bat er.

„Klar!“, freute sich Chrissi.

Rebecca nickte anerkennend.

„Karl, das ist eine richtig tolle Idee von dir! Danke!“

Chrissi war ein guter, geduldiger Lehrer. Mit seiner Hilfe schaffte sogar ich es, mein Eimerchen vollzumelken.

Die Milch war noch schön warm, denn sie kam ja direkt aus der Kuh. Und sie schmeckte so unglaublich gut!

Jan nahm mein Milcheimerchen mit nach oben, nachdem ich noch kurz einen Schluck daraus getrunken hatte.

Dann trug mich Chrissi stolz hinauf. In Chrissis Armen fühlte ich mich sicher und leicht, wie eine Feder.

Jeder suchte sich ein schönes Plätzchen im Heu und wickelte sich in sein Laken, damit das Heu nicht so piekste. Chrissi und ich suchten uns Plätze ganz nah an der Dachluke.

Die Nacht auf dem Heuboden war ein echtes Erlebnis. Chrissi und ich redeten und redeten bis zum frühen Morgen. Dann öffnete Chrissi die Luke und wir schauten uns gemeinsam den Sonnenaufgang an.

Die anderen schliefen noch.

Es war still, so friedlich.

Nur der Hahn krähte ein paar Mal.

Wir beide spürten, dass dies der Anfang von etwas ganz Großem war.

Kapitel 26: Neue Schule, neues Glück

Von da an waren Chrissi und ich unzertrennlich. Die restlichen Ferien mit ihm verliefen wunderschön und Chrissi war einfach der weltbeste Chrissi.

Wir schlossen einen Pakt: Für jedes Wort, das er mit meiner Hilfe las, würde ich mit seiner Hilfe stehen und einen Schritt machen. Das Lesenlernen hatte Chrissi eigentlich schon vor langer Zeit aufgegeben und er wunderte sich, wie sehr es sich mit meiner Hilfe besserte.

Am Ende der Ferien konnte Chrissi immerhin schon leichte, lautgetreue Dreiwortsätze lesen, und ich konnte mich mit Abstützen aufs Fußbrett vom Rolli stellen und alleine ins Bett klettern.

Wir waren beide mächtig stolz und überglücklich.

Jan, Rebecca, Emily und sogar Karl freuten sich für uns. Und meine Eltern flippten förmlich aus, denn sie mochten Chrissi auch sehr gerne.

Du kannst dir sicher denken, dass Jan und ich spätestens jetzt nicht mehr nach Düsseldorf zurückwollten.

Ich schrieb den zweiten Teil meiner Trilogie zu Ende und las während der folgenden Wochen Chrissi beide Teile auf dem Heuboden vor. Chrissi war mein größter Fan und ist es heute noch. Außerdem schaute ich ihm beim Basketballtraining zu, das in der zweiten Ferienhälfte wieder startete, und feuerte ihn an. Chrissi war der Einzige im Team mit eigener Cheerleaderin. Zwar eine ohne Flickflack, aber immerhin.

Ungefähr 30 Lagerfeuer und viele Abenteuer später waren die Ferien plötzlich vorbei und mein erster Schultag an der neuen Schule begann. So aufgeregt war ich lange nicht mehr gewesen.

Zum Glück musste ich nicht alleine dorthin. Chrissi und ich nahmen denselben Bus zur Schule.

Ich fuhr in das Schulgebäude. Chrissi war knapp hinter mir.

Da stellte sich ein Junge in meinen Weg.

„Ey, du Krüppel, du bist hier falsch. Das Behindertenwohnheim ist ein paar Straßen weiter.“

Ich schluckte.

Aber da war Chrissi. Chrissi sah den Jungen drohend an und baute sich vor ihm auf.

„Machst du meine Freundin an? Du bist ja wohl voll behindert, Alter!“

Der Typ guckte ganz komisch. Ich glaube, er hatte Angst, dass Chrissi ihm eins überziehen könnte.

„War doch nicht so gemeint. War doch nur Spaß! Ehrlich. Ich wusste nicht, dass das deine Freundin ist!”, murmelte er kleinlaut und machte sich eilig aus dem Staub.

„Voll behindert, ja?“ Ich musste lachen. Chrissi lachte auch.

„Der war doch wirklich voll behindert!“

„Altaaa!“, ergänzte ich kichernd.

Chrissi zeigte mir den Weg zur Klasse. Dann fuhr ich zum ersten Mal hinein.

Wir kamen etwas spät, meine zukünftigen Klassenkameraden waren alle schon da.

Ich zählte achtzehn Leute, mit Chrissi und mir zwanzig: Ein Junge im Aktivrolli, ein Mädchen mit Down Syndrom, ein kleinwüchsiges Mädchen und ein Junge mit einer Armprothese fielen mir sofort auf.

Wer weiß, wie viele von denen, die scheinbar normal wirkten, auch noch irgendwelche Einschränkungen hatten.

War mir egal.

Mehrere sagten ‚Hallo!‘, stellten sich vor und fragten nach meinem Namen und so.

„Endlich normale Leute!“, dachte ich erleichtert.

Weil es der erste Schultag war, war freie Sitzplatzwahl.

Natürlich saß ich neben Chrissi.

Dann kam der Lehrer, stellte mich nochmal vor und begann den Unterricht.

Ich hatte natürlich andere Arbeitsblätter als Chrissi. Seine waren leichter. Manchmal wusste er trotzdem nicht weiter und dann half ich ihm heimlich.

In der ersten großen Pause lernte ich Chrissis Schulfreunde kennen und freundete mich mit ein paar von ihnen an. Mit Christine, einem hübschen, sportlichen Mädchen, verstand ich mich auf Anhieb. Sie nahm mich nach der Pause mit zu Spanisch. Als ich danach über den Flur in Richtung Klasse fuhr, kam mir der Typ von morgens wieder entgegen. Er guckte mich kurz an und huschte dann schnell an mir vorbei.

„Voll behindert!", dachte ich belustigt.

Tja, so war das mit meinem Umzug und so. Ich bin immer noch voll behindert, aber es behindert mich nicht mehr beim Glücklichsein!

So, jetzt muss ich Schluss machen.

Chrissi kommt gleich und ... Du würdest da stören. Sorry!

Also hör auf zu lesen und geh mal wieder raus. Unter Leute. Vielleicht hast du Glück und findest deinen eigenen Chrissi.

Oder so.

Tschüss!

BEGLEITMATERIAL

So, Mias Geschichte ist vorbei. Du hast es geschafft! Zumindest fast :-)

Vielleicht hast du das Buch im Urlaub gelesen und brauchst noch eine Beschäftigung für die Rückfahrt. Vielleicht hast du es aber auch für die Schule gelesen und möchtest dich noch etwas eingehender mit dem Buch beschäftigen.

So oder so, egal!

Ich habe dir hier ein paar **Aufgaben**, **Übungen** und natürlich Emilys **Stockbrot-Spezial-Rezept** aufgeschrieben.

Manche Seiten kannst du locker alleine bearbeiten, andere sind eher für mehrere Leute. Falls du nicht alles machen magst oder musst, suche dir einfach die besten Seiten heraus.

Viel Spaß dabei!

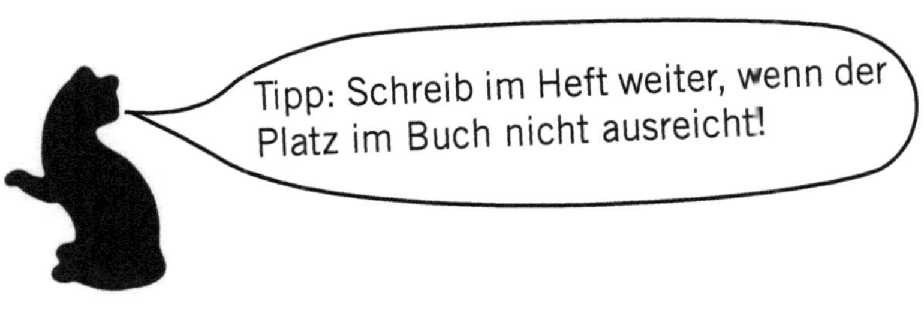

Welche Bedeutung hat für Mia das Wort **Teekesselchen**?

Antwort: ______________________________

Bei welchem Wort handelt es sich laut Mia um ein Teekesselchen? Warum?

Antwort: ______________________________

Nenne drei weitere Teekesselchen samt ihrer Bedeutungen.

Antwort: ______________________________

Antwort: ______________________________

Antwort: ______________________________

Zeichne hier ein echtes Teekesselchen:

Warum hat Mia siebzehn **Porzellankatzen**? Erkläre es und zeichne mindestens drei davon auf.

Was bedeutet für dich das Wort **Behinderung**?

Welche **Behinderungsarten** gibt es? Schreibe sie auf.

Welche **Behinderungen** kennst du? Zähle sie auf und erkläre, zu welcher Behinderungsart sie gehören.

Als Mia das Reh auf der Straße sieht, starrt sie es an und kann nicht **wegsehen**. In welcher Situation konntest du schon einmal nicht wegsehen? Schreibe und/oder zeichne sie auf.

Manche Menschen **starren** Personen mit Behinderung an. Aus welchem Grund könnten sie dies tun? Du kannst deine Ideen aufschreiben und/oder aufzeichnen.

Wo lernt Mia neue **Freunde** kennen? Beschreibe es in Wort und/ oder Bild.

Warum weint Mia fast, als sie das **Lagerfeuer** zum ersten Mal sieht? Suche die Stelle im Buch und beschreibe sie in deinen eigenen Worten.

Wie sieht der **Lagerfeuerplatz** aus? Zeichne ihn!

Finde mindestens drei Stellen im Buch, die Mia **charakterisieren**. Unterstreiche diese Stellen im Buch rot und schreibe hier die Seitenzahl und Zeile auf. Vergleiche danach mit einem Partner.

Seite: _______

Zeile: _______

Seite: _______

Zeile: _______

Seite: _______

Zeile: _______

Mia erzählt Chrissi von ihrer **Schubladen-Theorie**. Was hältst du davon? Begründe.

____

____

____

____

____

____

____

____

Was glaubst du, in welche **Schublade** Mia Chrissi einordnen würde? Begründe!

In welche **Schublade** würde sich Chrissi selbst einordnen? Warum? Begründe und vergleiche mit einem Partner.

Auf welcher Seite steht der folgende **Text**?

„Ah, ein Regenbogenfluorit“, lächelte die Verkäuferin. „Er unterstützt die Konzentration und sorgt für klare Gedanken. Ein echter Lernhelfer, der Stein. Gut fürs Gehirn.“

Notiere neben der Seitenzahl auch die Zeile und das Kapitel. Markiere die Stelle im Buch grün.

Kapitel _____ :

Seite: _______ ___________________

Zeile: _______ ___________________

Der Stein führt fast zu einem **Streit** zwischen Mia, Chrissi und Rebecca. Warum? Beschreibe es.

Beschreibe, was Chrissi in der **Situation** gedacht haben könnte. Warum war er so schlecht gelaunt, nachdem Mia den Stein gekauft hat?

Es gibt viele unterschiedliche Edelsteine und Mineralien. Welche **Sorte** gefällt dir am besten?

Auf welcher Seite steht der folgende **Text**?

„Da geht man einmal ins Konzert und dann muss man sich dieses Elend reinziehen. Was machst du hier überhaupt, außer im Weg zu stehen?“

Notiere neben der Seitenzahl auch die Zeile und das Kapitel. Markiere die Stelle im Buch blau.

Seite: _______

Zeile: _______

Kapitel _____ :

____

____

In dieser Situation wird Mia aufgrund ihrer Behinderung beleidigt und diskriminiert. Suche im Wörterbuch/Internet die Definition von **Diskriminierung** und schreibe sie auf:

____

____

____

____

Wurdest du schon **Zeuge** von Diskriminierung einer Person oder Gruppe aufgrund bestimmter Merkmale? Beschreibe es. Worum ging es genau? Wie hast du diese Situation erlebt?

Was **gefällt** Mia an Chrissi? Unterstreiche fünf Stellen im Text lila und schreibe unten die Seitenzahl mit Angabe des Stichwortes, der Zeile und des Kapitels auf.

1

Stichwort: ______________________________

Kapitel _____ : ______________________________

Seite: _______ Zeile: _______

2

Stichwort: ______________________________

Kapitel _____ : ______________________________

Seite: _______ Zeile: _______

3

Stichwort: ______________________________

Kapitel _____ : ______________________________

Seite: _______ Zeile: _______

4

Stichwort: ______________________________

Kapitel _____ : ______________________________

Seite: _______ Zeile: _______

5

Stichwort: ______________________________

Kapitel _____ : ______________________________

Seite: _______ Zeile: _______

Was **gefällt** Chrissi an Mia? Unterstreiche fünf Stellen im Text orange und schreibe unten die Seitenzahl mit Angabe des Stichwortes, der Zeile und des Kapitels auf.

1

Stichwort: ______________________________

Kapitel _____ : ______________________________

Seite: _______ Zeile: _______

2

Stichwort: ______________________________

Kapitel _____ : ______________________________

Seite: _______ Zeile: _______

3

Stichwort: ______________________________

Kapitel _____ : ______________________________

Seite: _______ Zeile: _______

4

Stichwort: ______________________________

Kapitel _____ : ______________________________

Seite: _______ Zeile: _______

5

Stichwort: ______________________________

Kapitel _____ : ______________________________

Seite: _______ Zeile: _______

Finde mindestens fünf Stellen im Buch, die auf Chrissis **Förderschwerpunkt Lernen** hindeuten. Unterstreiche diese Stellen im Text gelb und schreibe unten die Seitenzahl mit Angabe des Stichwortes, der Zeile und des Kapitels auf.

1

Stichwort: ________________________________

Kapitel _____ : ________________________________

Seite: _______ Zeile: _______

2

Stichwort: ________________________________

Kapitel _____ : ________________________________

Seite: _______ Zeile: _______

3

Stichwort: ________________________________

Kapitel _____ : ________________________________

Seite: _______ Zeile: _______

4

Stichwort: ________________________________

Kapitel _____ : ________________________________

Seite: _______ Zeile: _______

5

Stichwort: ________________________________

Kapitel _____ : ________________________________

Seite: _______ Zeile: _______

Mia ahnte anfangs nichts von Chrissis **Förderschwerpunkt Lernen**. Sie mochte Chrissi und wollte ihn nicht verletzen. Doch manchmal hat sie deshalb unbedacht Dinge gesagt, die ihn wahrscheinlich **traurig** gemacht haben.

Finde mindestens drei Stellen im Buch, die darauf hindeuten, und unterstreiche diese mit Bleistift. Schreibe unten die Seitenzahl mit Angabe des Stichwortes, der Zeile und des Kapitels auf.

1

Stichwort: ______________________________

Kapitel _____ : ____________________________

Seite: _______ Zeile: _______

2

Stichwort: ______________________________

Kapitel _____ : ____________________________

Seite: _______ Zeile: _______

3

Stichwort: ______________________________

Kapitel _____ : ____________________________

Seite: _______ Zeile: _______

Im Buch beschreibt Mia ihre **Gefühle**. Doch wie fühlt sich wohl Chrissi, wenn er mit Mia zusammen ist? Gibt es Situationen, in denen er sich besonders gut oder schlecht fühlt? Warum? Notiere deine eigene Ansicht zur Fragestellung. Diskutiert im Plenum.

Gute Situationen:	**Weil:**

Schlechte Situationen:	**Weil:**

Wo steht der folgende **Satz**?

„Rebecca verstand mein Problem nicht. Vielleicht, weil es mein Problem war."

Notiere neben der Seitenzahl auch die Zeile und das Kapitel. Markiere die Stelle im Buch türkis.

Kapitel _____ :

Seite: _______ ____________________

Zeile: _______ ____________________

Manchmal empfindet jemand eine Gegebenheit als besonders **problematisch**, während andere dies gar nicht so wahrnehmen. Wieso, glaubst du, ist das so?

Wie versucht Mia, Chrissi ihre **Liebe** zu gestehen?

Warum geht das zuerst **schief**?

Mit wem aus der **Clique** wärst du am liebsten befreundet? Begründe es!

Mit: ______________________________

Grund: ______________________________

____

____

____

____

____

____

Finde einen alternativen Titel für das Buch und zeichne das neue Cover auf:

Fasse jedes **Kapitel** in jeweils drei bis fünf Sätzen zusammen und schreibe sie in dein Heft.

1 2 3 4 5

Schreibe hier eine kurze **Buchbesprechung**. Was hat dir besonders gefallen, was eher nicht?

Stell dir vor:

Chrissi ist inzwischen 35 Jahre alt, mit Mia verheiratet und sie haben ein gemeinsames Kind. Das Kind möchte wissen, wie die beiden sich **kennengelernt** haben. Was könnte Chrissi dem Kind erzählen? Schreibe es auf.

Finde die folgenden 20 Begriffe im **Suchsel** und markiere sie farbig:

WURZEL, PORZELLANKATZE, BEHINDERT, CHRISSI, KONZERT, WASSERFALL, BOETCHEN, ROLLSTUHL, SPASTIK, EIMERSAUFEN, BERGWIESE, LAGERFEUER, FEUERSTAHL, KAELBCHEN, HEUBODEN, GLUECKSKEKS, REH, UMZUG, BACH, STOCKBROT

W	Z	P	Y	W	S	W	C	U	B	O	E	T	C	H	E	N	X	Z	I
V	I	R	O	X	J	S	Y	V	F	H	G	R	U	B	U	W	Y	L	L
D	S	T	O	C	K	B	R	O	T	X	O	S	D	N	W	Z	X	F	E
T	O	H	H	Y	N	I	Y	E	L	B	I	V	U	P	B	A	C	H	T
R	O	L	L	S	T	U	H	L	T	N	L	L	B	Y	Y	W	N	C	D
I	Z	X	F	I	Y	R	S	P	A	S	T	I	K	U	P	F	U	K	I
C	H	R	I	S	S	I	Q	M	F	F	G	Q	N	U	W	B	U	H	K
C	K	O	N	Z	E	R	T	U	W	A	S	S	E	R	F	A	L	L	U
P	H	C	L	C	W	O	C	X	G	L	U	E	C	K	S	K	E	K	S
P	O	R	Z	E	L	L	A	N	K	A	T	Z	E	Q	C	R	F	B	T
L	T	A	Q	Z	T	E	R	E	H	G	B	B	T	X	V	L	E	E	O
A	H	P	Y	M	S	A	V	K	F	M	H	E	J	Q	N	H	U	H	L
G	O	G	F	E	M	X	C	T	N	T	S	R	U	W	T	H	E	I	Y
E	N	W	X	C	C	Y	J	I	C	K	A	G	M	U	H	E	R	N	E
R	M	B	X	Z	L	N	B	A	I	M	U	W	Z	R	A	U	S	D	D
F	E	I	M	E	R	S	A	U	F	E	N	I	U	Z	W	B	T	E	X
E	Z	F	D	D	S	N	V	D	O	H	K	E	G	E	S	C	A	R	M
U	H	B	I	B	E	O	H	O	P	W	Y	S	Q	L	B	C	H	T	W
E	L	N	V	S	G	O	U	F	H	D	Z	E	C	Y	I	E	L	H	Z
R	R	K	A	E	L	B	C	H	E	N	H	N	G	N	Z	N	W	J	I

Kreuze alle richtigen Sätze an!

- ☐ Mia mag Katzen.
- ☐ Mia sammelt Porzellankatzen.
- ☐ Mia hat in Düsseldorf ein Freund.
- ☐ Chrissis Lieblingsfächer sind Sport und Reli.
- ☐ Chrissi ist total sportlich.
- ☐ Jan steigt aus und verjagt das Reh.
- ☐ Die Zimmer von Jan und Mia sind im Keller.
- ☐ Mia kauft sich einen Rosenquarz.
- ☐ Karl macht eine Ausbildung.
- ☐ Emily hat einmal einen Dachs gefangen.
- ☐ Jan und Karl helfen Chrissi nach seinem Sturz.
- ☐ Chrissi schnitzt ein Kälbchen.
- ☐ Mia leiht sich ein Top von Rebecca.
- ☐ Emily leiht sich ein Top von Mia.
- ☐ Chrissi ist sehr beliebt.
- ☐ Chrissi schafft 26 Klimmzüge.
- ☐ Zopf besiegt Nacktschnecke.
- ☐ Jan ist hoffnungslos verliebt.
- ☐ Mia isst gerne Spaghetti.

Wie findest du **Inklusion**? Gibt es Vor- und Nachteile? Begründe!

Welche **Voraussetzungen** und Gegebenheiten braucht es, damit Inklusion gelingt? Diskutiert es in der Gruppe.

Löse das Kreuzworträtsel!

[1] Das Stockbrot backen sie am ...

[2] Es sieht so aus, aber Mia sammelt keine ...

[3] Dort befindet sich das Lagerfeuer.

[4] Im Dom findet ein ... statt.

[5] Dort befindet sich eine Staumauer.

[6] Das lahmste Fahrgeschäft der Welt.

[7] Dieses Tier füttert Mia wie ein Profi.

[8] Mias Bruder heißt ...

[9] Dort beginnt etwas Großes.

[10] Das macht Chrissi für Mia.

[11] Das kauft sich Mia.

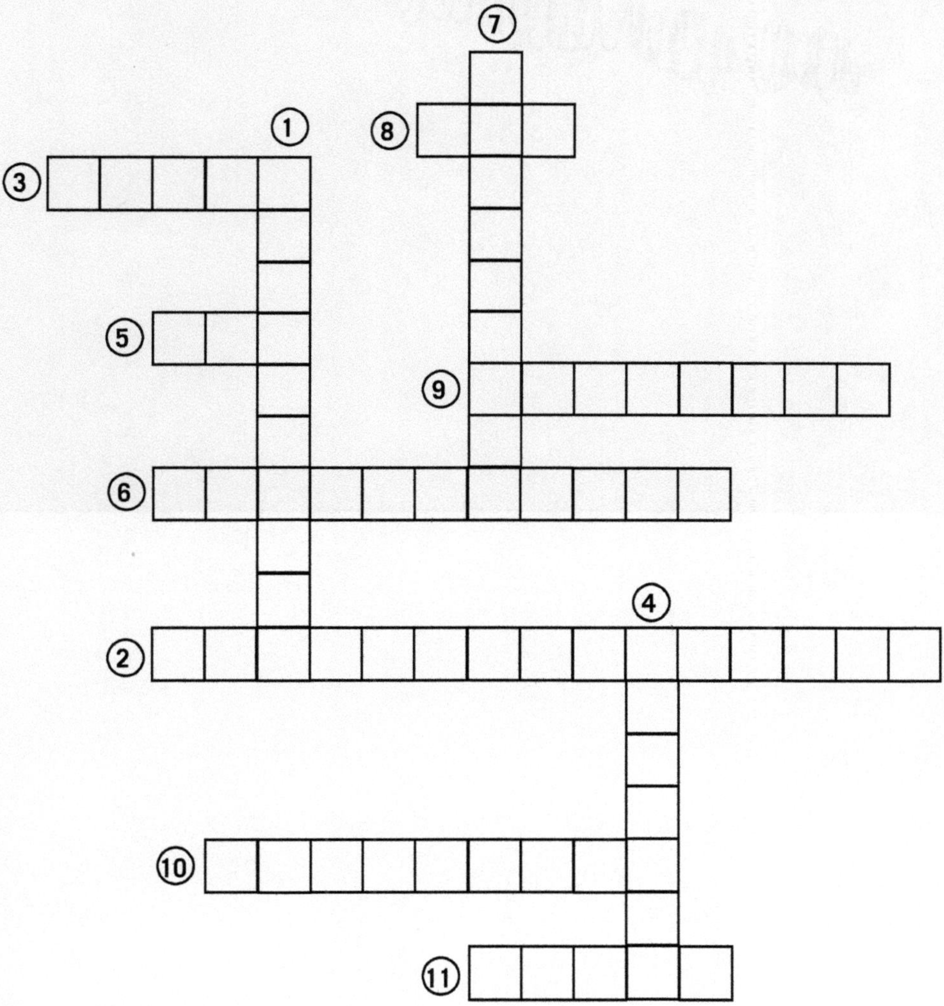

Platz für eigene Notizen

ÜBUNGEN IM KLASSENVERBAND

1. Warme-Dusche-Spiel

Genau wie Mia und ihren Freunden fällt es auch anderen manchmal schwer, sich selber so zu akzeptieren, wie man ist. Hier hilft das **Warme-Dusche-Spiel**, das jeden an seine besonderen Stärken erinnert.

Anleitung:

Jeder schreibt seinen Namen auf ein DIN-A4-Blatt, gibt es rechtsherum weiter und lässt es so durch die Klasse wandern.

Alle Mitschüler und Mitschülerinnen schreiben drei positive Adjektive darauf, die zu der Person, der das Blatt gehört, passen.

Kurze Sätze wie „Du bist super!“ sind auch erlaubt.

Adjektive-Beispielliste:

zuverlässig, kameradschaftlich, tolerant, freundlich, wertvoll, hilfsbereit, lustig, humorvoll, schön, warmherzig, locker, cool, lässig, schlau, intelligent, fürsorglich, witzig, charismatisch, sozial, kommunikativ, diplomatisch, lieb, herzlich, ideenreich, stark, ehrlich, gefühlvoll, einfühlsam, achtsam, genial, aufmerksam, künstlerisch, authentisch, teamfähig, verantwortungsbewusst, beliebt, fröhlich, schlagfertig, bescheiden, verschwiegen, fair, fleißig, musikalisch, gelassen, gewissenhaft, lebensfroh, spontan, innovativ, süß, kreativ, loyal, muskulös, wundervoll, optimistisch, quirlig, selbstbewusst, talentiert, sportlich, treu, unbestechlich, vertrauenswürdig, nett …

2. Personen raten

Auch das Spiel **Personen raten** ist eine schöne Gelegenheit, den Schülerinnen und Schülern zu vermitteln, wie wertvoll sie sind und wie gut es ist, dass sie genauso sind, wie sie sind.

Anleitung:

In einer Dose liegen Namenszettel der ganzen Klasse. Eine Person kommt nach vorne und zieht blind einen Namen. Dann liest sie diesen verdeckt, so dass nur sie den Namen kennt.

Nun beschreibt sie die Person, deren Name auf dem Zettel steht, indem sie positive Adjektive und Erlebnisse benutzt, bis der Rest der Klasse errät, wer beschrieben wurde.

Wer den richtigen Namen herausfindet, darf nach vorne kommen und den nächsten Namen ziehen.

3. Gefühle-Memory

Mia fühlt sich mal traurig, mal glücklich und manchmal weiß sie gar nicht so genau, wie sie sich eigentlich fühlt. **Gefühle-Memory** ist ein Spiel, das die Selbst- und Fremdwahrnehmung schult und zugleich die Klassengemeinschaft durch geteilte Freude stärkt.

Anleitung:

Zwei oder drei Schülerinnen oder Schüler verlassen die Klasse und warten vor der Tür, bis sie hineingerufen werden. Sie sind die Detektive.

Der Rest der Klasse bildet Zweierteams.

Nun überlegen sich die Teams ein bestimmtes Gefühl und wie sie es mit Hilfe von Mimik und Gestik darstellen wollen. Dabei wird das ausgesuchte Gefühl von beiden Teampartnern identisch dargestellt. So bilden sie ein Memory-Pärchen. Im Anschluss sucht sich jeder einen neuen Stehplatz in der Klasse.

Nun werden die Detektive hineingerufen. Sie dürfen reihum je zwei Personen bitten, ihr Gefühl darzustellen. Gefundene Pärchen setzen sich auf ihre Plätze. Ein Zeitlimit legt fest, ob die Gruppe oder die Detektive gewinnen.

Tipp: Suche dir einen Partner, mit dem keiner rechnet, so werdet ihr nicht so leicht als Pärchen erkannt.

4. Stärken-Tabelle

Jeder Mensch hat besondere Stärken. Mit dem Spiel **Stärken-Tabelle** (Kopiervorlage auf der nächsten Seite) findet ihr sie heraus.

Mia kann unheimlich gut Geschichten schreiben und Chrissi ist sehr sportlich. Trotzdem schämen sich beide für Dinge, die sie nicht (so gut) können, statt sich über ihre besonderen Talente zu freuen.

Was kannst du besonders gut?

Nun brauchst du die unten angefügte Tabelle. Gehe durch die Klasse und suche für jedes Talent der Tabelle mindestens einen Mitschüler oder eine Mitschülerin.

Schreibe den/die Namen ins passende Kästchen.

Wer seine Tabelle in 15 Minuten voll bekommt, gewinnt!

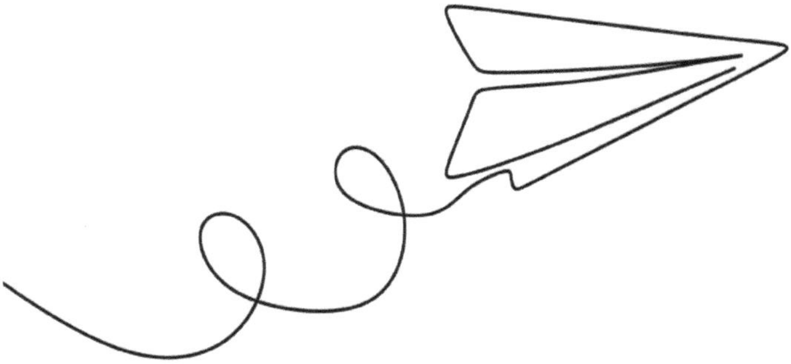

Stärken	Wer kann's?
kann reiten	
kann Fußball spielen	
kann Minigolf spielen	
kann Flickflack	
kann weit springen	
kann tanzen	
kann schnell auswendig lernen	
kann Geschichten erfinden	
kann gut malen	
kann Kunstnägel kleben	
kann singen	
kann ein Instrument spielen	
kann kochen	
kann backen	
kann gut zocken	
kann drei oder vier Sprachen	
kann Dinge reparieren	
kann rückwärts schreiben	
kann Floß fahren	
kennt essbare Wildpflanzen	
kann Töpfern	
kann:	

Rezept „Emilys Spezial-Stockbrotteig“

Emilys Spezial-Stockbrotteig für unvergessliche Abende am Lagerfeuer kannst du ganz einfach nachbauen.

Zutaten:

150g Quark

90 Milliliter Speiseöl

90 Milliliter Milch

300g Mehl

1 Päckchen Backpulver

Salz und Kräuter oder Zucker und Zimt nach Geschmack

Anleitung:

Vermische die Zutaten und knete den Teig gut durch. Nun ist er fertig und kann um saubere Stöcke gewickelt und am Lagerfeuer gebacken werden.

Tipp: Wickle dein Stockbrot nicht zu dick um den Stock, damit der Teig innen durchbacken kann, bevor die Kruste zu dunkel wird.

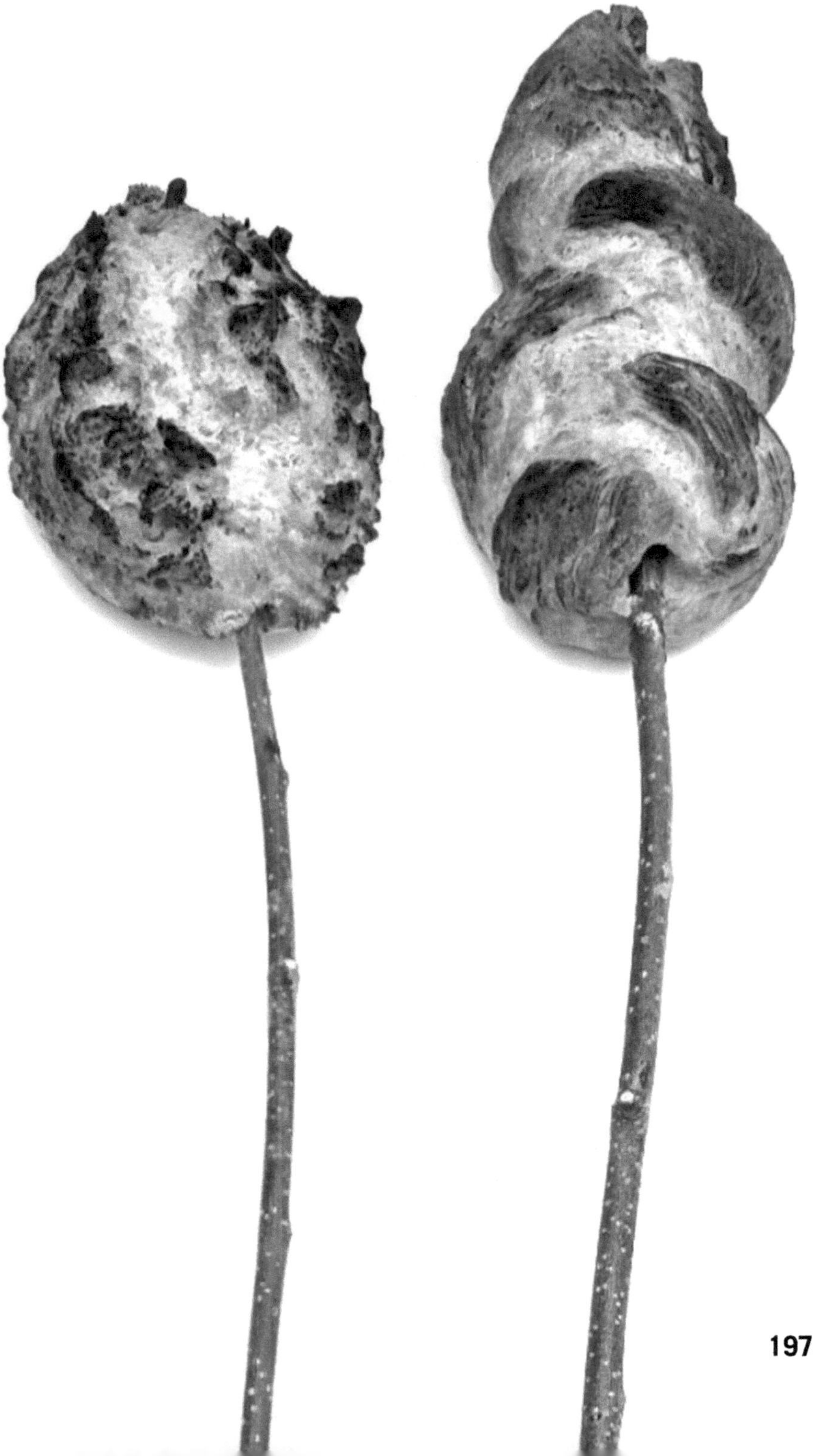

VOLL BEHINDERT, ALTER!

DAS BUCH IN EINFACHER SPRACHE

Hier kannst du das Buch in **einfacher Sprache** lesen.

Der Text ist kürzer.
Die Sätze sind kürzer.
Die Wörter sind leichter.

Einfache Sprache verstehen alle besser.
Einfache Sprache hilft vielen Menschen.

Zum Beispiel:
- Lese-Anfängern
- Menschen mit Lese-Schwäche
- Menschen mit Lern-Schwäche

Der Text ist größer gedruckt.
Das hilft Menschen mit Seh-Schwäche.

Und jetzt: Viel Spaß beim Lesen!

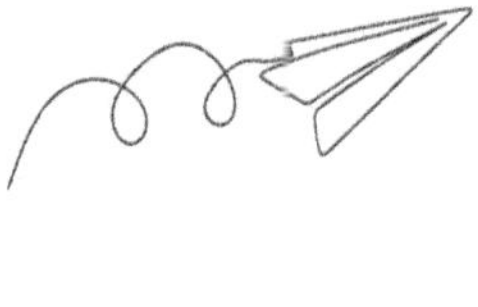

Kapitel 1: Porzellan-Katzen-Probleme

Hallo!
Ich bin Mia.
Ich bin 15.
Meine Tante schenkt mir immer wieder Porzellan-Katzen.
Ich habe schon 17 Stück.
Deshalb denken alle, ich sammle Porzellan-Katzen.
Das stimmt aber nicht.
Das ist voll peinlich!

Kapitel 2: Was so läuft – oder eher fährt

Ich kann nicht laufen.
Ich habe eine Behinderung.
Ich kann meine Beine kaum bewegen.
Deshalb habe ich einen Elektro-Rollstuhl.
Damit fahre ich herum.
Viele Leute glotzen mich an.
Das mag ich nicht.
Das finde ich voll behindert.
Das Wort „behindert“ gibt es zweimal.
Einmal normal und einmal als Schimpfwort.

Kapitel 3: Der Anfang – Ich will nicht umziehen

Papa hat eine bessere Arbeit bekommen.
Das ist toll.
Mit der neuen Arbeit verdient er mehr Geld!
Aber dafür müssen wir umziehen.
Das ist doof.
Ich will das nicht.
Wir wohnen in Düsseldorf.
Düsseldorf ist eine große Stadt.
Ich mag Düsseldorf.
Ich will nicht in einem Mini-Dorf wohnen.
Das Dorf ist weit weg.
Es gibt dort ganz viel dunklen Wald.
Die Gegend nennt man Schwarzwald.

Kapitel 4: Die Fahrt – Glotzen, bis das Licht ausgeht

Mein Bruder Jan und ich wollen nicht umziehen.
Mama und Papa fahren trotzdem mit uns in das neue Haus.
Die Fahrt ist in der Nacht.
Die Straßen sind total eng.
Mitten auf der Straße steht plötzlich ein Reh.
Mama muss eine Voll-Bremsung machen.
Zum Glück passiert nichts.
Mama sagt: „Jan, steig aus.
Jage das Reh weg!“
Jan will nicht.
Er macht das Fenster auf.
Er ruft: „Husch!“
Mama macht das Licht vom Auto aus.
Endlich rennt das Reh weg.
Mitten in der Nacht kommen wir an.
Wir sehen das neue Haus.
Papa trägt mich ins neue Haus.

Kapitel 5: Das neue Haus – Fern-Blick und Heim-Weh

Mein neues Zimmer ist im Keller.
Im Keller!
Doof!
Papa trägt mich in mein Zimmer.
Papa sagt: „Gute Nacht!"
Ich muss schlafen.
Am nächsten Morgen werde ich wach.
Der Ausblick aus meinem Zimmer ist schön.
Es gibt sogar einen kleinen Bach im Garten.
Ich schreibe etwas auf meinem Tablet.
Ich schreibe gerne Geschichten.
Dann setzt mich Mama in den Rollstuhl.
Im Rollstuhl kann ich zum Bach fahren.

Kapitel 6: Zeit, „Scheiße!“ zu schreien

Nach dem Besuch beim Bach fahre ich
zurück in mein Zimmer.
Ich will allein auf mein Bett klettern.
Das klappt nicht.
Ich stecke fest.
Scheiße!
Eigentlich sagt man nicht „Scheiße“.
Aber ich stecke fest.
Ich rufe laut: „Scheiße!“
Jan hört mich.
Er kommt und hilft mir.
Er ist 17 Jahre alt und sehr stark.
Mama und Papa zeigen uns das neue Haus.
Ich habe für den Rollstuhl einen Treppen-Lift.
Ein Treppen-Lift ist ein Hilfs-Mittel.
Der Treppen-Lift wird an die Treppe gebaut.

Man kann damit die Treppe hoch-fahren
oder runter-fahren.
Ein Treppen-Lift ist praktisch.
Vor allem für Menschen mit Behinderung.
Zum Beispiel für Rollstuhl-Fahrer.
Ich sage: „Der Treppen-Lift ist eine gute
Hilfe!“

Kapitel 7: Winken, bis der Bus kommt

Ich will mir das Dorf anschauen.
Ich fahre mit dem Rollstuhl die Straße lang.
Es gibt nur eine Straße.
Eine Bus-Halte-Stelle mit einem Warte-Häuschen gibt es auch.
Ich schaue mir das Häuschen an.
Da kommt ein Bus.
Zwei Mädchen steigen aus.
Die Mädchen sagen: „Hallo!“
Sie heißen Rebecca und Emily.
Rebecca und Emily sind nett.
Wir unterhalten uns.
Rebecca ist 15 Jahre alt.
Genau wie ich.
Emily ist 16 Jahre alt.
Wir verabreden uns.
Sie wollen um 16 Uhr zu mir kommen.
Ich fahre nach Hause.
Ich freue mich.

Kapitel 8: Das lahmste Fahr-Geschäft der Welt

Rebecca und Emily kommen um 16 Uhr zu mir.
Jan bringt uns Eis.
Er setzt sich zu uns.
Er isst auch Eis.
Rebecca findet Jan süß.
Jan findet Rebecca toll.
Ich weiß das.
Aber das ist geheim.
Später kommt Chrissi.
Chrissi ist Rebeccas Bruder.
Er ist 17 und sieht gut aus.
Er holt die Mädchen ab.
Chrissi ist sehr sportlich und witzig.
Zusammen mit Rebecca und Emily fahre ich mit dem Treppen-Lift nach oben.
Der Treppen-Lift ist total langsam.

Wir müssen lachen.
Chrissi sagt: „Das war eine wilde Fahrt!“
Chrissi meint das ironisch.
Er meint also genau das Gegenteil.
Chrissi meint in Wirklichkeit: Das war eine lahme Fahrt.
Chrissi ist lustig.

Kapitel 9: Eimer-Saufen auf dem Bauernhof

Am nächsten Tag holen mich Rebecca und Emily ab.
Rebecca und Chrissi wohnen auf einem Bauernhof.
Der Bauernhof ist alt.
Es gibt dort Hühner und Kühe.
Eine Kuh hat ein Kälbchen geboren.
Die Kuh mag das Kälbchen nicht.
Das Kälbchen bekommt deshalb die Flasche.
Rebecca füllt Milch in einen Eimer.
Die Milch kommt in die Flasche.
Ich darf das Kälbchen mit der Flasche füttern.
Das ist toll!
Wir trinken auch Milch aus dem Eimer.
Die Milch schmeckt lecker.

Dann gehen wir in Rebeccas Zimmer.
Rebecca hat sehr viele Bücher.
Wir schauen uns auch die Klamotten von Rebecca an.

Kapitel 10: Kalter Bach und coole Jungs

Die Sonne scheint.
Es ist heiß.
Wir wollen zum Bach.
Der Weg ist nicht weit.
Dann sind wir am Bach.
Ich stecke meine Füße ins kalte Wasser.
Wir reden über Chrissi.
Rebecca sagt eine gemeine Sache über Chrissi.
Ich finde das nicht lustig.
Da kommt Chrissi.
Hoffentlich hat er die gemeine Sache nicht gehört.
Chrissi bringt einen Korb mit Kirschen.
Die Kirschen schmecken gut.
Ich sage: „Gute Idee!“
Chrissi freut sich.
Jan kommt auch zum Bach.

Kapitel 11: Feuer-Stahl braucht jeder mal

Chrissi und Jan mögen sich sofort.
Rebecca findet Jan süß.
Rebecca ist hübsch.
Sie will alles über Jan wissen.
Wir wollen ein Lager-Feuer machen.
Rebecca hat einen Feuer-Stahl dabei.
Mit einem Feuer-Stahl kann man Feuer machen.
Chrissi und Jan holen Holz für das Feuer.
Jan schichtet das Holz auf.
Emily, Chrissi und ich gehen zum Bauernhof.
Ich kann nicht laufen.
Deshalb fahre ich mit dem Rollstuhl.
Emily kennt sich auf dem Bauernhof aus.
Sie geht in die Küche.
Dort macht sie den Teig.
Chrissi und ich gehen in den Stall.
Ich darf beim Melken zugucken.

Chrissi und ich reden über die Schule.
Nach den Ferien komme ich auf eine neue Schule.
Die Schule heißt Juchri.
Chrissi ist auch auf dieser Schule.
Wir werden beide die Klasse 10a besuchen.
Emily kommt.
Der Teig ist fertig.
Wir gehen zurück zu Rebecca und Jan.
Rebecca und Jan haben das Feuer schon angemacht.

Kapitel 12: Zopf gegen Nackt-Schnecke

Das Feuer ist auf einer Insel im Bach.
Oh nein!
Da kann ich nicht mit dem Rollstuhl hinfahren.
Ich bin traurig.
Jan sieht das Problem.
Jan und Chrissi tragen meinen Rollstuhl auf die Insel.
Dann trägt mich Jan auf die Insel.
Die Jungs sind stark!
Rebecca hilft Jan.
Sie wickelt den Teig um seinen Stock.
Chrissi will sein Stock-Brot auch nicht selber machen.
Ich helfe ihm.
Er lächelt mich an.
Chrissi ist toll.
Später kommt noch Karl vorbei.

Er ist Emilys Freund.
Karl ärgert Chrissi.
Er sagt: „Chrissi ist dumm!“
Ich finde Chrissi schlau.
Karl ist nicht nett.

Kapitel 13: Eine Boots-Fahrt, die ist lustig

Am nächsten Tag fahren wir zum See.
Karl ist 19 Jahre alt.
Er hat einen Führer-Schein.
Er hat einen Bus.
Karl fährt uns.
Am See wollen wir Boot fahren.
Ich kann nicht laufen.
Jan trägt mich deshalb ins Boot.
Alle steigen ein.
Chrissi lenkt das Boot.
Er lenkt schnell zur Seite.
Das Boot schaukelt.
Hilfe!
Ich halte mich an Chrissi fest.
Chrissi sagt: „Nicht so stürmisch!“
Das war extra!
Ich finde Chrissi toll.
Aber er soll das nicht wissen.

Chrissi ist sehr beliebt.
Bestimmt will er eine Freundin, die laufen kann.
Wir machen ein Picknick.
Die Sonne scheint.
Die Boots-Fahrt ist vorbei.
Wir fahren wieder nach Hause.

Kapitel 14: Der Regenbogen-Fluorit

Alle essen bei sich zu Hause.
Danach fahren wir in die Stadt. Einkaufen.
Da ist ein Edelstein-Geschäft.
Dort gibt es viele verschiedene Edelsteine.
Chrissi nimmt einen bunten Stein.
Die Verkäuferin sagt: „Der Stein ist gut für das Gehirn."
Chrissi legt den Stein zurück.
Wieso?
Ich kaufe mir den Stein.
Der Stein ist ein Regenbogen-Fluorit.
Jan kauft einen Stein für Rebecca.
Er ist so verliebt.

Kapitel 15: Das Konzert – Polieren, bis es glänzt

Am nächsten Freitag fahren wir alle zu einem Konzert.
Das Konzert findet in einem Dom statt.
Man hört die Orgel.
Die Musik ist sehr laut.
Das ist toll.
Mir gefällt die Musik.
Chrissi gefällt die Musik auch.
In der Pause kommt ein Mann zu mir.
Er schimpft über meinen Rollstuhl.
Der Mann ist gemein!
Chrissi beschützt mich.
Chrissi droht dem Mann.
Der Mann geht weg.
Auf der Rückfahrt stehen Tiere auf der Straße.

Eine Kuh und ihr Kälbchen haben sich verlaufen.
Chrissi, Jan und Karl treiben die Tiere zurück auf die Weide.
Das haben sie gut gemacht!
Chrissi und Rebecca wollen Jan und mich am nächsten Tag besuchen.
Ich liege im Bett.
Ich denke: Ich finde Chrissi toll.
Findet er mich auch toll?
Ich kann nicht laufen.
Chrissi will bestimmt eine Freundin, die laufen kann.
Dann schlafe ich ein.

Kapitel 16: Glücks-Kekse

Am Samstag gehen Jan und ich mit Chrissi und Rebecca zum Bach.
Wir machen ein Picknick.
Ich habe Glücks-Kekse für alle dabei.
In Rebeccas Keks steht „Liebe und Husten kann man nicht verstecken!“
Da müssen wir alle lachen.
Rebecca und Jan sind verliebt.
Aber sie sind schüchtern.
Wir machen ein Lager-Feuer und reden.
Chrissi fragt mich: „Hast du einen Freund?“
Ich schäme mich, weil ich keinen Freund habe.
Ich schäme mich, weil ich behindert bin.
Das will ich aber nicht sagen.
Ich sage: „Nein. Ich mag keine Idioten.“
Chrissi geht weg.
Kein Wunder.

Er ist so beliebt.
Bestimmt hat er keine Lust mehr auf mich.
Dann gehen wir alle nach Hause.

Kapitel 17: Die Prinzessin am Wasser-Fall

Am nächsten Tag fährt Karl mit uns allen zum Wasser-Fall.
Der Weg ist steil.
Der Rollstuhl kann da nicht fahren.
Jan muss mich tragen.
Jan sagt: „Ich habe Rücken-Schmerzen.
Chrissi soll Mia tragen.
Chrissi ist stark!“
Oje!
Chrissi?
Ich weiß nicht.
Ich schäme mich.
Aber Chrissi sagt: „Kein Problem!“
Er trägt mich bis zum Wasser-Fall.
Er ist sehr stark.
Chrissi setzt mich auf weiches Moos.
Nun bin ich ganz nah am Wasser-Fall.
Alle gehen ins Wasser.

Ich nicht.
Ich kann nicht laufen.
Chrissi kommt zu mir.
Wir reden.
Ich sage: „Ich bin total behindert“
Chrissi sagt: „Du bist doch gar nicht so behindert.
Du kannst nicht laufen.
Sonst kannst du alles.“
Da bin ich froh.
Dann geht Chrissi wieder schwimmen.

Kapitel 18: Brücken bauen

Chrissi kommt und spritzt mich nass.
Wir lachen beide.
Danach fahren wir zurück.
Alle gehen zum Bach.
Wir wollen ein Lager-Feuer machen.
Chrissi hat eine Überraschung für mich.
Er hat dicke Bretter über den Bach gelegt.
Jetzt kann ich allein zum Lager-Feuer auf der Insel fahren.
Chrissi ist super!
Karl sagt: „Toll gemacht!
Wenn Chrissi auch noch denken könnte, wäre er super toll!"
Gemeiner Karl!
Warum ärgert er Chrissi immer?

Kapitel 19: Porzellan-Katzen und Hinke-Füße

Am nächsten Samstag kommen Chrissi und Rebecca zu uns nach Hause.
Rebecca geht in Jans Zimmer.
Chrissi kommt mit mir.
Er schaut auf die Porzellan-Katzen in meinem Regal.
Peinlich!
Aber er sagt nichts.
Dann kommen Jan und Rebecca zu uns.
Wir gehen zum Wald.
Unterwegs treffen wir Emily.
Karl kommt nicht mit in den Wald.
Gut so!
Chrissi sucht Wurzeln und Stöcke.
Er will schnitzen.
Er klettert neben dem Weg hoch.
Plötzlich rutscht Chrissi aus und fällt runter.

Er schreit.
Sein rechter Fuß ist verknickt.
Chrissi hat Schmerzen.
Er kann nicht laufen.
Mist.
Jan hat eine Idee.
Jan hebt mich aus dem Rollstuhl.
Chrissi setzt sich in den Rollstuhl.
Dann setzt mich Jan auf Chrissis Schoß.
Chrissi hält mich fest.
Ich bin so verliebt.
Aber das muss geheim bleiben!

Kapitel 20: Lesen, Lesen und nochmal lesen

Chrissi und ich fahren mit dem Rollstuhl zu Chrissi nach Hause.
Die anderen laufen nebenher.
Chrissis Mutter kühlt Chrissis Fuß.
Sie sagt: „Der Fuß ist nur ver-staucht!“
Chrissi darf ein paar Tage nicht laufen.
Am nächsten Tag telefoniere ich mit Chrissi.
Chrissi sagt: „Mir ist langweilig!“
Ich sage: „Dann komme ich zu dir!“
Ich fahre jeden Tag mit dem Rollstuhl zu Chrissi.
Ich lese ihm Bücher vor.
Ich lese und lese und lese.
Wir reden auch viel.

Kapitel 21: Beinahe eine Porzellan-Katze

Dann ist Chrissi wieder fit.
Er besucht mich zu Hause.
Er schenkt mir ein Tier aus Holz.
Er hat es selbst geschnitzt.
Es ist eine Katze!
Chrissi sagt: „Du sammelst doch Katzen!“
Ahhh! Ich sammle keine Katzen!
Aber das sage ich nicht.
Ich sage: „Danke!“
Ich mag Chrissi sehr.
Ich will Chrissi eine Geschichte von mir geben.
Aber er möchte sie nicht mitnehmen.
Ich bin deshalb traurig.

Kapitel 22: Das Rennen meines Lebens

Am Sonntag sind wir alle verabredet.
Wir gehen ins Kino.
Vorher wollen wir noch essen.
Alle wollen Spaghetti.
Ich nicht.
Spaghetti fallen mir immer von der Gabel!
Das ist peinlich.
Chrissi sagt: „Ich will lieber Pommes!“
Er schaut mich an.
Mich!
Chrissi fragt mich: „Willst du auch lieber Pommes?“
Ich sage: „Ja!“
Die anderen essen Spaghetti.
Chrissi und ich essen allein Pommes.
Wir unterhalten uns.
Danach gucken wir alle zusammen den Film.

Der Film ist aufregend.
Plötzlich berührt etwas meinen Arm.
Ich erschrecke.
Chrissi entschuldigt sich.
Er sagt: „Sorry! Das war ich.“

Kapitel 23: Zu doof für eine alleine

Zuhause erzähle ich Jan von der Holz-Katze.
Jan lacht.
Dann sagt Jan: „Chrissi ist total verliebt in dich!“
Chrissi?
Niemals!
Das glaube ich nicht.
Chrissi ist toll und beliebt.
Ich fahre im Rollstuhl.
Jan sagt: „Du bist doof!
Das merkt man doch!“
Jan tippt auf meine Stirn.
Er sagt: „Chrissi ist in dich verliebt.
Er wollte dich zum Wasser-Fall tragen.
Ich hatte gar keine Rücken-Schmerzen.
Ich habe nur so getan.
Chrissi wollte mit dir allein sein.

Deshalb hat er mit dir Pommes gegessen.“
Ich frage: „Warum hat er nichts gesagt?“
Jan sagt: „Chrissi hat den Förder-Schwerpunkt lernen.
Er hat sich geschämt.
Du bist so schlau.“
Da muss ich lachen!
Wir haben uns beide umsonst geschämt!
Jeder kann etwas anderes gut!
Am nächsten Tag gebe ich Chrissi einen Liebes-Brief.
Er schaut ihn an und lacht.
Oh nein!
Jan hat gelogen.
Chrissi mag mich doch nicht.
Ich muss weinen.
Chrissi geht weg.
Einfach so.

Kapitel 24: Tränen lügen nicht

Am nächsten Tag kommt Chrissi zu mir.
Er will mit mir angeln.
Ich will nicht.
Ich sage: „Du hast mich ausgelacht!
Weil ich dir den Brief gegeben habe.
Lass mich in Ruhe!"
Dann fahre ich über die Wiese davon.
Chrissi läuft mir nach.
Er ruft: „Halt!"
Er weint.
Chrissi sagt: „Ich kann gar nicht lesen!"
Chrissi ist verzweifelt.
Chrissi konnte den Liebes-Brief nicht lesen.
Ich bin mutig und sage: „Ich habe mich in dich verliebt!"
Chrissi wischt sich die Tränen weg.
Chrissi küsst mich!
Jan hat doch nicht gelogen.
Das Leben ist wunderschön!

Kapitel 25: Heu-Boden-Fest und Eimer-Saufen

Das Dorf im Schwarzwald ist klein.
Das habe ich ja schon gesagt.
Nach einer Stunde wissen es alle im Dorf.
Alle wissen: Chrissi und ich sind zusammen.
Wir sind so verliebt.
Rebecca sagt: „Das muss gefeiert werden!“
Wir übernachten auf dem Heu-Boden.
Der Heu-Boden ist oben in der Scheune.
Dort liegt ganz viel Heu.
Mein starker Chrissi trägt mich hoch.
Es ist ein toller Abend.
Wir schauen in die Sterne.
Wir merken beide: „Das ist der Anfang von einer großen Liebe!

Kapitel 26: Neue Schule, neues Glück

Ab jetzt sind Chrissi und ich immer zusammen.
Dann sind die Ferien zu Ende.
Der erste Schultag beginnt.
Ich komme in Chrissis Klasse.
Wir fahren mit demselben Bus zur Schule.
In der Schule kommt ein fremder Junge zu mir.
Er schimpft: „Hau ab!“
Ich erschrecke.
Aber da ist Chrissi.
Er geht zu ihm und brüllt:
„Machst du meine Freundin an?
Du bist ja wohl voll behindert, Alter!“
Der Junge hat Angst vor Chrissi.
Er rennt weg.
Ich muss lachen.
Ich frage: „Voll behindert?“

Chrissi nickt.
Chrissi sagt: „Der war doch wirklich voll behindert!"
Ich rufe: „Alter!"
Wir müssen beide lachen.
Wir gehen in die Klasse.
Okay, ich fahre mit dem Rollstuhl.
Die Leute in der Klasse sind alle nett.
Jetzt muss ich aufhören.
Das Buch ist zu Ende.
Chrissi kommt gleich zu mir.
Tschüss!

BEGLEITMATERIAL IN EINFACHER SPRACHE

Mias Geschichte ist zu Ende.

Hast du das Buch im Urlaub gelesen?
Hast du das Buch in der Schule gelesen?

Egal!
Hier sind noch Aufgaben für dich.
Hier sind noch Rätsel für dich.
Hier ist noch das geheime Stock-Brot-Rezept von Emily.

Es gibt auch Aufgaben für die ganze Klasse.

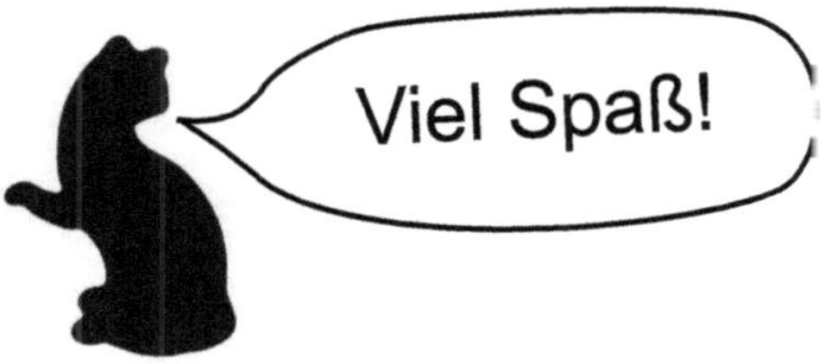

Stock-Brot-Rezept von Emily (in Bildern)

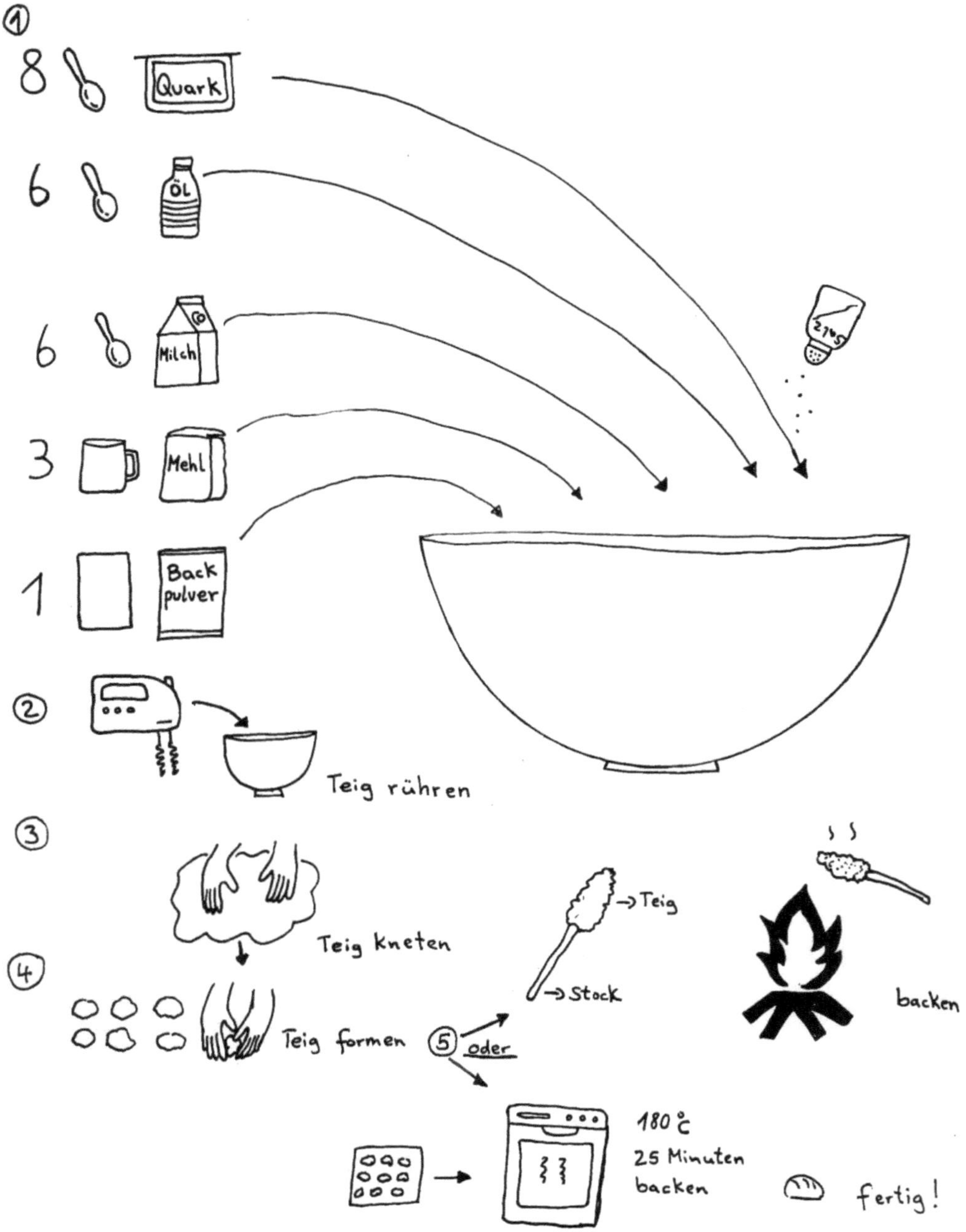

Ankreuz-Rätsel

Welche Antworten sind richtig?
Kreuze sie an.

- ☐ Mia kann laufen.
- ☐ Chrissi ist sehr stark.
- ☐ Mia kann gut schreiben.
- ☐ Das Lager-Feuer ist direkt am See.
- ☐ Mia ist in Chrissi verliebt.
- ☐ Mia füttert einen Esel mit der Flasche.
- ☐ Emily macht Stock-Brot-Teig.
- ☐ Chrissi trägt Mia zum Wasser-Fall.
- ☐ Mia sitzt im Kino neben Jan.
- ☐ Chrissi und Mia essen zusammen Pommes.
- ☐ Chrissi ist in Mia verliebt.

Suchsel

Finde 10 versteckte Begriffe.

Male sie bunt an.

E	K	U	H	D	E	H	E	D	H	D	E	D	H	E	D	H	B	D	H
D	E	H	H	D	E	E	H	D	K	I	N	O	D	E	E	D	A	E	D
H	W	H	E	D	E	D	D	E	D	E	D	D	E	H	D	H	C	D	E
E	A	D	H	S	T	O	C	K	-	B	R	O	T	D	L	D	H	D	D
D	S	E	H	E	D	H	D	E	D	H	D	E	D	H	A	H	D	H	D
H	S	H	E	D	E	H	E	P	D	E	E	D	H	D	G	D	E	D	E
E	E	H	D	H	D	H	D	O	D	D	H	E	E	H	E	D	H	D	D
H	R	E	D	E	E	D	E	M	D	C	H	D	H	D	R	H	R	E	H
D	-	H	E	H	D	H	D	M	D	H	D	E	D	H	-	D	H	H	D
H	F	H	D	M	I	A	H	E	D	R	E	D	H	E	F	H	D	E	D
E	A	D	E	H	D	H	D	S	D	I	D	E	D	D	E	D	E	E	H
E	L	E	D	D	E	H	E	D	H	S	H	E	D	E	U	H	E	H	D
H	L	H	E	H	D	E	D	E	H	S	D	E	D	E	E	D	H	E	D
D	H	E	D	E	E	H	D	H	D	I	H	H	E	D	R	D	H	D	E

Wort-Rätsel

Was kommt in der Geschichte vor?
Kreise ein!

Kamel

Reh

Feder

Bus

Rollstuhl

Lager-Feuer

Wasser-Fall

Tafel

Edel-Stein

Fisch

Katze

Banane

Kälbchen

Traktor

Taschen-Lampe

Boot

Lager-Feuer-Rätsel

Was gehört zum Lager-Feuer?
Kreise ein!

Feuer

Stein-Kreis

Holz

Reh

Esel

Stock-Brot

Auto

Löffel

Feuer-Stahl

Sonne

Traktor

Herz

Chrissi-Rätsel

Wie ist Chrissi?
Kreise ein!

stur hilfsbereit

stark sportlich

müde unfreundlich

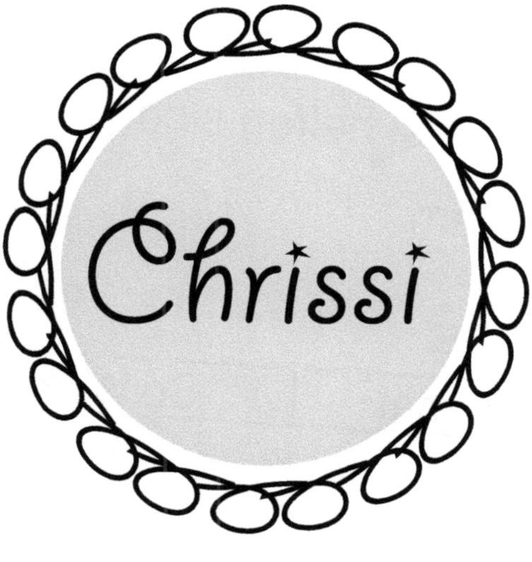

lustig lieb

gefährlich schwach

cool

So war es mal – so ist es jetzt

Das Buch ist zu Ende.
Trage die Sätze in die Tabelle ein.

Mia will zurück nach Düsseldorf.

Mia kann nicht alleine zum Lager-Feuer.

Chrissi ist Mias Freund.

Jan und Rebecca sind ein Paar.

Mia und Chrissi helfen sich.

Mia ist einsam.

So war es mal	So ist es jetzt

Wie war es mal?

Schreibe selbst einen Satz:

Wie ist es jetzt?

Schreibe selbst einen Satz:

Kannst du dich erinnern?

Schreibe die Antworten auf!

Wie heißt Mias Bruder?

Wer ist in Mia verliebt?

Was kann Mia besonders gut?

Was kann Chrissi besonders gut?

Male das Lager-Feuer auf der Insel!

Male Mia!

Male Chrissi!

Male die Bretter über den Bach!

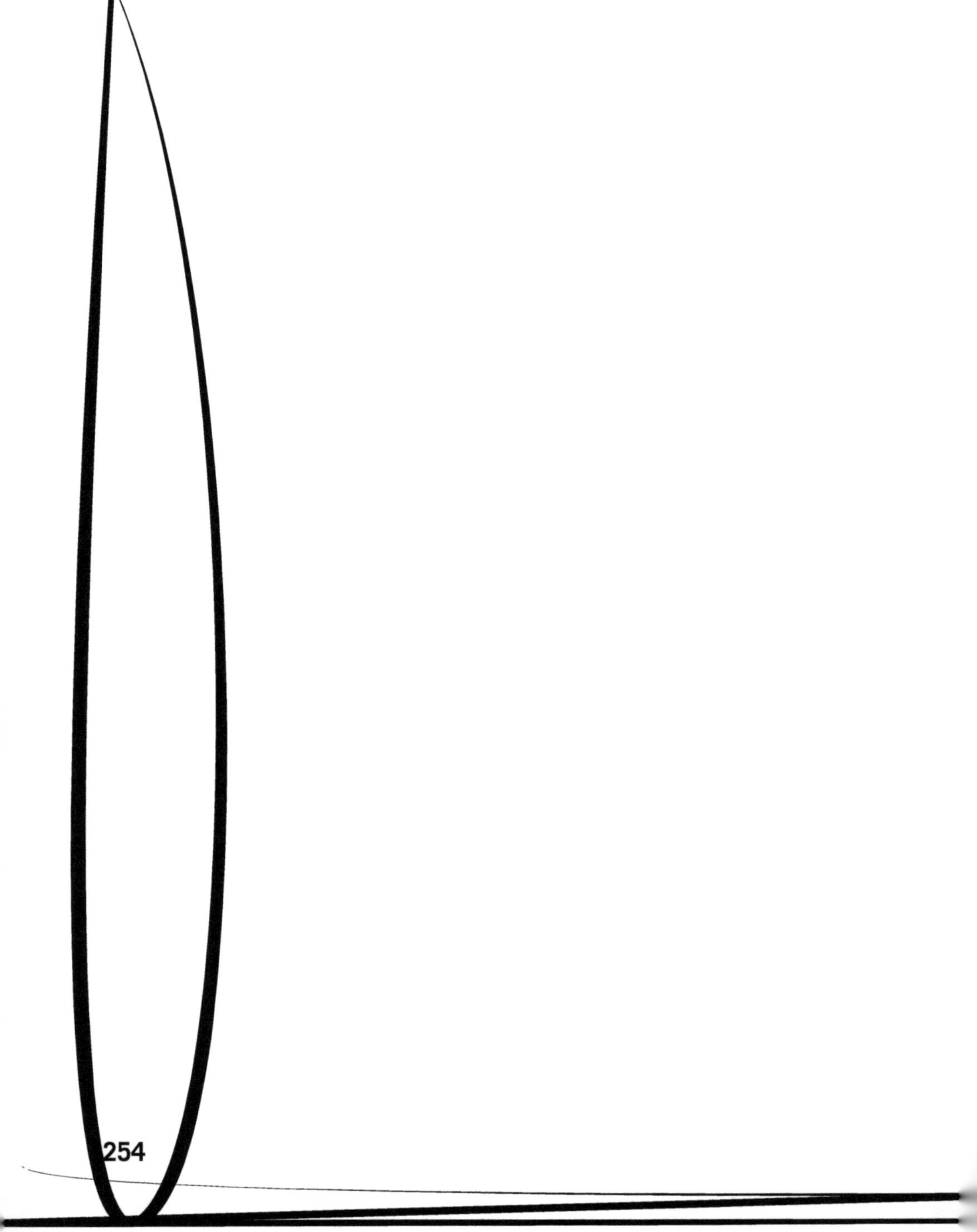

Wie ist die Geschichte passiert?

Schreibe die Sätze in der richtigen Reihenfolge auf. Auf diese Weise erkennst du auch das Lösungswort.

(R) Mia liest Chrissi Bücher vor.

(T) Chrissi bringt einen Korb mit Kirschen zum Bach.

(S) Mia zieht um.

(O) Alle gehen ins Kino.

(C) Chrissi lenkt das Boot.

(O) Mia trifft Rebecca und Emily an der Bushaltestelle.

(K) Chrissi beschützt Mia.

(T) Chrissi und Mia sind ein Paar.

(B) Mia fährt Chrissi mit dem Rollstuhl nach Hause.

So ist die Geschichte passiert:

Male dich!

Was kannst du besonders gut?

Schreibe oder zeichne es auf!

Was kannst du noch nicht so gut?

Schreibe oder male es auf!

Wer kann dir helfen?

Wer hilft dir, wenn du etwas nicht kannst?
Schreibe es auf!

Wie ist das genau?

Schreibe es auf!

Mia sitzt im Rollstuhl.
Sie wird deswegen oft angeglotzt.
Hat dich schon einmal wer angeglotzt?

____

Wer hat sich im Buch wegen einer
Behinderung geschämt?

____

Hast du dich schon einmal wegen einer
Behinderung geschämt?

____

Mit welchen Behinderungen fällt man besonders auf?

Bist du schon einmal wegen einer Behinderung aufgefallen?

Was hat dir an der Geschichte gefallen?

Schreibe oder male es auf!

ÜBUNGEN IM KLASSENVERBAND

1. Traurige Situationen

Manchmal fühlt es sich blöd an, **anders** zu sein.
Sammelt Situationen, die euch deswegen traurig gemacht haben.

Erzählt euch gegenseitig davon.

2. Talente

Jeder kann etwas anderes besonders gut.
Sammelt in der Klasse eure **Talente**.

Erstellt ein Plakat, das eure Talente zeigt.

Schaut euch
die Übungen im
Klassenverband an,
die im Anschluss an
die Langfassung der
Geschichte stehen.
Einige könnt ihr auch
bearbeiten.

Name:

Klasse:

Datum:

Dieses Kapitel habe ich gelesen:

____

____

Diese Personen kommen vor:

____

____

Das ist passiert:

____

____

____

____

Lösungen

Suchsel von Seite 185:

W	Z	P	Y	W	S	W	C	U	B	O	E	T	C	H	E	N	X	Z	I
V	I	R	O	X	J	S	Y	V	F	H	G	R	U	B	U	W	Y	L	L
D	S	T	O	C	K	B	R	O	T	X	O	S	D	N	W	Z	X	F	E
T	O	H	H	Y	N	I	Y	E	L	B	I	V	U	P	B	A	C	H	T
R	O	L	L	S	T	U	H	L	T	N	L	L	B	Y	Y	W	N	C	D
I	Z	X	F	I	Y	R	S	P	A	S	T	I	K	U	P	F	U	K	I
C	H	R	I	S	S	I	Q	M	F	F	G	Q	N	U	W	B	U	H	K
C	K	O	N	Z	E	R	T	U	W	A	S	S	E	R	F	A	L	L	U
P	H	C	L	C	W	O	C	X	G	L	U	E	C	K	S	K	E	K	S
P	O	R	Z	E	L	L	A	N	K	A	T	Z	E	Q	C	R	F	B	T
L	T	A	Q	Z	T	E	R	E	H	G	B	B	T	X	V	L	E	E	O
A	H	P	Y	M	S	A	V	K	F	M	H	E	J	Q	N	H	U	H	L
G	O	G	F	E	M	X	C	T	N	T	S	R	U	W	T	H	E	I	Y
E	N	W	X	C	C	Y	J	I	C	K	A	G	M	U	H	E	R	N	E
R	M	B	X	Z	L	N	B	A	I	M	U	W	Z	R	A	U	S	D	D
F	E	I	M	E	R	S	A	U	F	E	N	I	U	Z	W	B	T	E	X
E	Z	F	D	D	S	N	V	D	O	H	K	E	G	E	S	O	A	R	M
U	H	B	I	B	E	O	H	O	P	W	Y	S	Q	L	B	D	H	T	W
E	L	N	V	S	G	O	U	F	H	D	Z	E	C	Y	I	E	L	H	Z
R	R	K	A	E	L	B	C	H	E	N	H	N	G	N	Z	N	W	J	I

Ankreuzrätsel von Seite 186:

- [x] Mia mag Katzen.
- [ ] Mia sammelt Porzellankatzen.
- [ ] Mia hat in Düsseldorf ein Freund.
- [ ] Chrissis Lieblingsfächer sind Sport und Reli.
- [x] Chrissi ist total sportlich.
- [ ] Jan steigt aus und verjagt das Reh.
- [x] Die Zimmer von Jan und Mia sind im Keller.
- [ ] Mia kauft sich einen Rosenquarz.
- [x] Karl macht eine Ausbildung.
- [ ] Emily hat einmal einen Dachs gefangen.
- [ ] Jan und Karl helfen Chrissi nach seinem Sturz.
- [ ] Chrissi schnitzt ein Kälbchen.
- [x] Mia leiht sich ein Top von Rebecca.
- [ ] Emily leiht sich ein Top von Mia.
- [x] Chrissi ist sehr beliebt.
- [ ] Chrissi schafft 26 Klimmzüge.
- [ ] Zopf besiegt Nacktschnecke.
- [x] Jan ist hoffnungslos verliebt.
- [ ] Mia isst gerne Spaghetti.

Kreuzworträtsel von Seite 188:

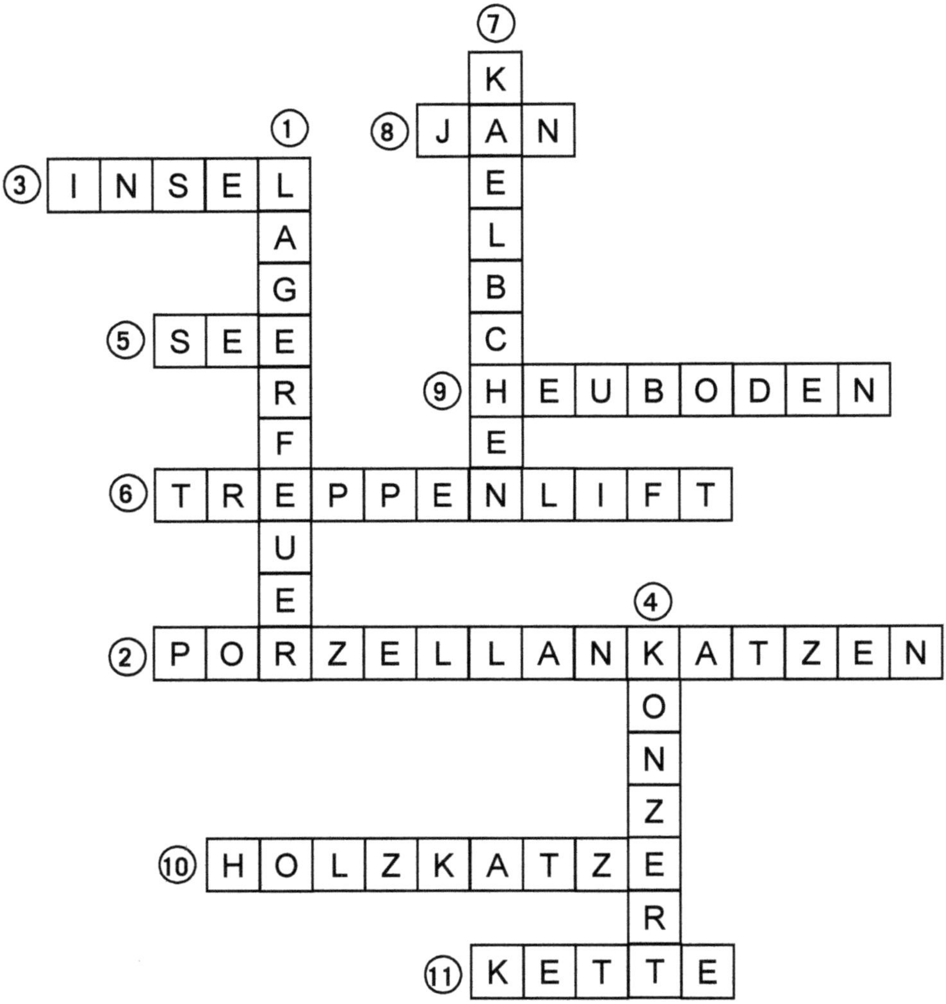

Ankreuz-Rätsel von Seite 243:

- ☐ Mia kann laufen.
- ☒ Chrissi ist sehr stark.
- ☒ Mia kann gut schreiben.
- ☐ Das Lager-Feuer ist direkt am See.
- ☒ Mia ist in Chrissi verliebt.
- ☐ Mia füttert einen Esel mit der Flasche.
- ☒ Emily macht Stock-Brot-Teig.
- ☒ Chrissi trägt Mia zum Wasser-Fall.
- ☐ Mia sitzt im Kino neben Jan.
- ☒ Chrissi und Mia essen zusammen Pommes.
- ☒ Chrissi ist in Mia verliebt.

Suchsel von Seite 244:

E	K	U	H	D	E	H	E	D	H	D	E	D	H	E	D	H	B	D	H
D	E	H	H	D	E	E	H	D	K	I	N	O	D	E	E	D	A	E	D
H	W	H	E	D	E	D	D	E	D	E	D	D	E	H	D	H	C	D	E
E	A	D	H	S	T	O	C	K	-	B	R	O	T	D	L	D	H	D	D
D	S	E	H	E	D	H	D	E	D	H	D	E	D	H	A	H	D	H	D
H	S	H	E	D	E	H	E	P	D	E	E	D	H	D	G	D	E	D	E
E	E	H	D	H	D	H	D	O	D	D	H	E	E	H	E	D	H	D	D
H	R	E	D	E	E	D	E	M	D	C	H	D	H	D	R	H	R	E	H
D	-	H	E	H	D	H	D	M	D	H	D	E	D	H	-	D	H	H	D
H	F	H	D	M	I	A	H	E	D	R	E	D	H	E	F	H	D	E	D
E	A	D	E	H	D	H	D	S	D	I	D	E	D	D	E	D	E	E	H
E	L	E	D	D	E	H	E	D	H	S	H	E	D	E	U	H	E	H	D
H	L	H	E	H	D	E	D	E	H	S	D	E	D	E	E	D	H	E	D
D	H	E	D	E	E	H	D	H	D	I	H	H	E	D	R	D	H	D	E

Wort-Rätsel von Seite 245:

Kamel

Reh

Feder

Bus

Rollstuhl

Lager-Feuer

Wasser-Fall

Tafel

Edel-Stein

Fisch

Katze

Banane

Kälbchen

Traktor

Taschen-Lampe

Boot

Lager-Feuer-Rätsel von Seite 246:

Feuer

Stein-Kreis

Holz

Reh

Esel

Stock-Brot

Auto

Löffel

Feuer-Stahl

Sonne

Traktor

Herz

Chrissi-Rätsel von Seite 247:

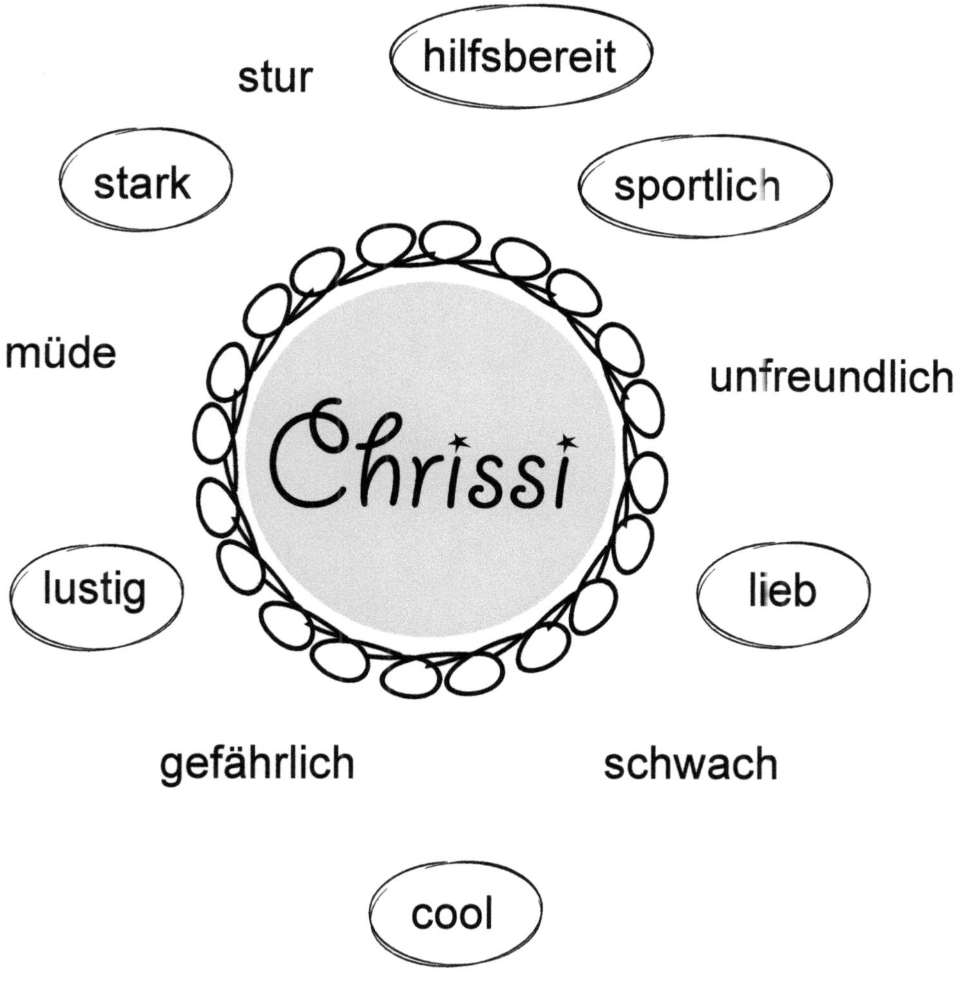

Notizen

Wer hat's erfunden? Über die Autorin

Sabine Richter wurde 1981 in Düsseldorf geboren. Sie lebt mit ihrem Mann und ihren vier teils schwer mehrfach behinderten Kindern im Rheinland. Als Sonderpädagogin in Teilzeit lebt und liebt sie ihren turbulenten Familienalltag zwischen Pflege und Abenteuer. Die teils aberwitzigen Begebenheiten hält sie auch in Form von rasanten Geschichten fest.

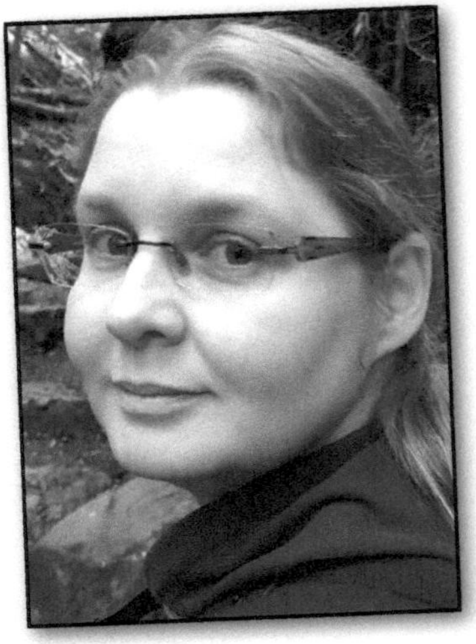

Seit dem Abschluss ihres Studiums des Lehramts Sonderpädagogik engagiert sie sich als Elternteil einer sonderpädagogischen Pflegefamilie des Fachdienstes für Pflegekinder mit chronischen Erkrankungen und Behinderungen der Diakonie Düsseldorf.

Die Auswirkungen von Hirnschäden, Chromosomenanomalien, globalen Entwicklungsstörungen und Frühtraumatisierung lernte Sabine nach den theoretischen Einführungen im Studium als Pflegemutter nochmal hautnah in der Praxis kennen.

Dort, wo der Rollstuhl auf Abenteuerlust trifft, eröffnet Sabine Richter besondere Wege der Selbstfindung, Traumabewältigung und Biographiearbeit für ihre Kinder. Ihr Ziel ist, damit nicht nur die besonderen Bedürfnisse ihrer Kinder im Blick zu behalten, sondern auch ein Bewusstsein im öffentlichen Raum zu schaffen. Kinder und Jugendliche mit und ohne Behinderung durch ihre Geschichten auf deren Lebensweg unterstützend zu begleiten ist dabei ihre Hauptintention.

2015 wurde in der Anthologie von Gerth Medien „Wunder im Doppelpack, wahre Geschichten für Teens“, Hrsg. Verena Keil, ihr erster Beitrag veröffentlicht.

Nun folgt mit „Voll behindert, Alter!“ ein Jugendroman in Form einer leicht lesbaren niedrigschwelligen Story. In dieser ist die Hauptprotagonistin körperlich schwerbehindert und auf einen Elektrorollstuhl angewiesen. Inklusion ist ganz natürlich und nebenbei Teil der Lebenswelt der Protagonisten und lässt Raum für eine lustige Liebesgeschichte.

Die Option, das Buch auch als Klassenlektüre einzusetzen und die Begleitaufgaben und Anregungen für den Klassenverband in den Unterricht zu integrieren, sieht Sabine als Möglichkeit, Inklusion aktiv zu gestalten. Zudem ist die Geschichte zusätzlich in Großdruck und einfacher Sprache als leicht lesbare Variante für Menschen mit Förderbedarfen in den Bereichen Lernen und Geistige Entwicklung abgedruckt.

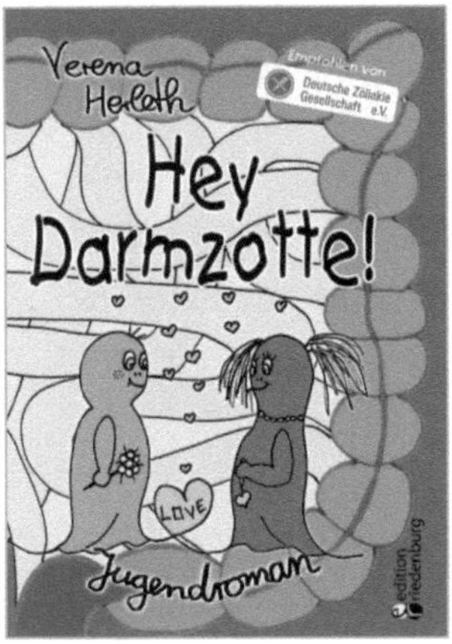

Hey Darmzotte! Jugendroman (Empfohlen von der Deutschen Zöliakie Gesellschaft e.V.)

Autorin: Verena Herleth

Carina ist seit einem Jahr an Zöliakie erkrankt und wird von ihren Eltern zu einem Ernährungskurs angemeldet. Wiederwillig fährt sie in die Berge. Obwohl alle Gruppenmitglieder die Diagnose Zöliakie an diesen Ort brachte, stellen sie fest, dass sie noch viel mehr verbindet als ihre Erkrankung. Wie gut, dass ihr Tagebuch Paulchen keine Geheimnisse ausquatscht. Auch nicht Carinas zunehmendes Interesse an Maxin, dem netten Jungen aus ihrer Gruppe ... Ein Jugendbuch zu Zöliakie und Behinderung durch Anderssein.

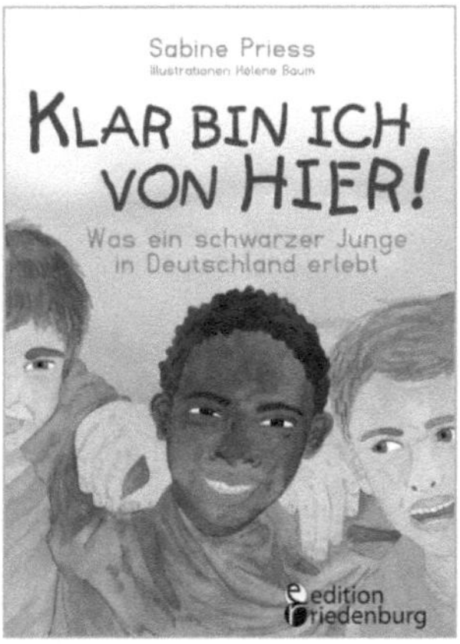

Klar bin ich von hier! Was ein schwarzer Junge in Deutschland erlebt

Autorin: Sabine Priess

Malik ist neun Jahre alt und hat einen kenianischen Vater. Es passiert ihm immer wieder, dass wildfremde Menschen in seine lockigen Haare fassen. Ziemlich oft wird Malik gefragt, woher er denn wirklich kommt. Auch für sein gutes Deutsch wird er gelobt. Nur gut, dass er seine Freunde hat. Und einen Lehrer in der Schule, der immer zu ihm hält.

Ein Kinder- und Jugendbuch zu den Themen Alltagsrassismus, Diskriminierung, Diversität, Toleranz und Mut zur Andersartigkeit. Mit Unterrichtsideen für den Einsatz als Klassenlektüre. Ab 8 Jahren. In leicht lesbarer Druckschrift.

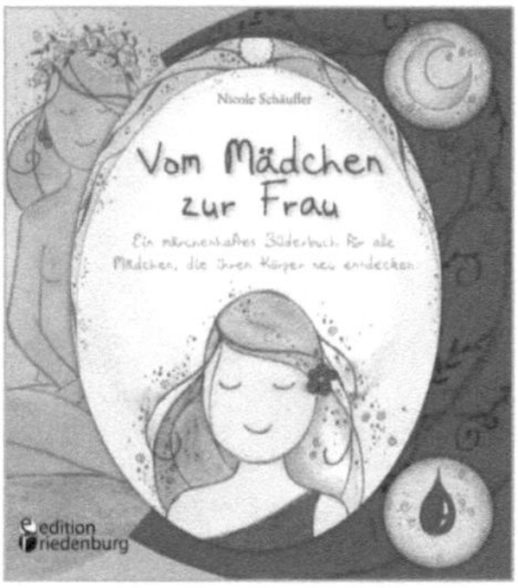

Vom Mädchen zur Frau – Ein märchenhaftes Bilderbuch für alle Mädchen, die ihren Körper neu entdecken

Autorin: Nicole Schäufler

Irgendwann passiert es: Dein Mädchenkörper verändert sich, und vieles ist nun anders als zuvor. Spätestens wenn deine Periode einsetzt, ist klar: Du bist eine echte Frau. Dieses Buch nimmt dich mit auf eine märchenhafte Reise durch deinen Körper und erzählt dir in 24 Bildern, was dich in der sogenannten Pubertät verwandelt und verzaubert.

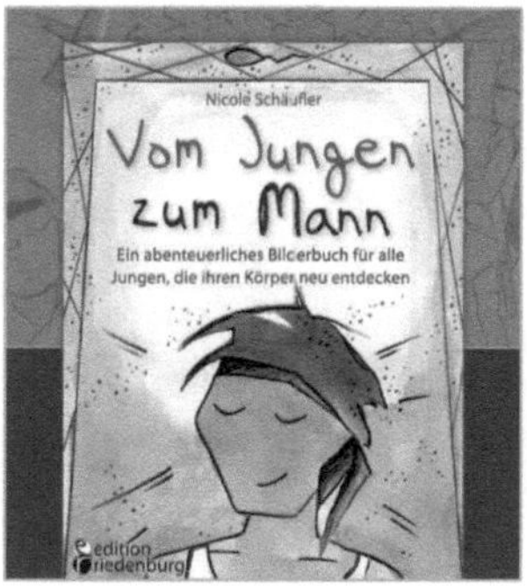

Vom Jungen zum Mann – Ein abenteuerliches Bilderbuch für alle Jungen, die ihren Körper neu entdecken

Autorin: Nicole Schäufler

Bald ist es so weit: In der Pubertät verändert sich dein Körper. Du wirst größer und stärker und bist auf dem Weg zum Mann. Dieses Buch reist mit dir durch deinen Körper und erzählt dir in 24 Bildern, was alles mit dir passiert. Es eignet sich zum gemeinsamen, aber auch zum Alleine-Lesen, denn es geht um dich ganz persönlich. Hier wirst du entdecken, was alles in dir steckt. Für Jungs ab 10 Jahren.

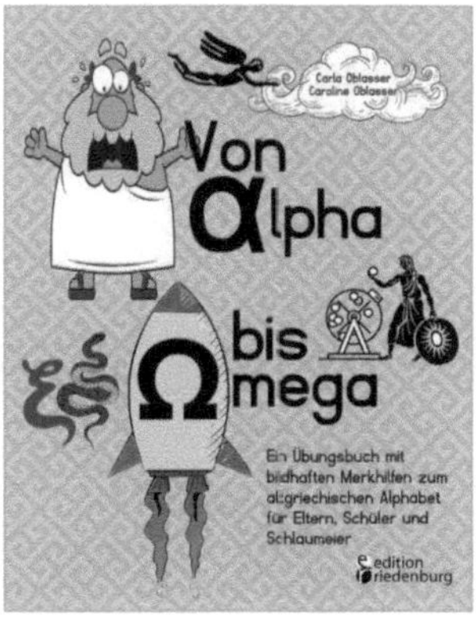

Von Alpha bis Omega – Ein Übungsbuch mit bildhaften Merkhilfen zum altgriechischen Alphabet für Eltern, Schüler und Schlaumeier

Autorinnen: Carla und Caroline Oblasser

Heureka! Alle haben hier die Chance, auf unterhaltsame Art und Weise das altgriechische Alphabet zu lernen. Mit nur 10 Minuten Aufwand pro Tag werdet ihr in einem Monat Altgriechisch lesen und schreiben können.

Mit diesem Bildwörterbuch stehen euch alle Türen und Tore der alten Griechen offen.

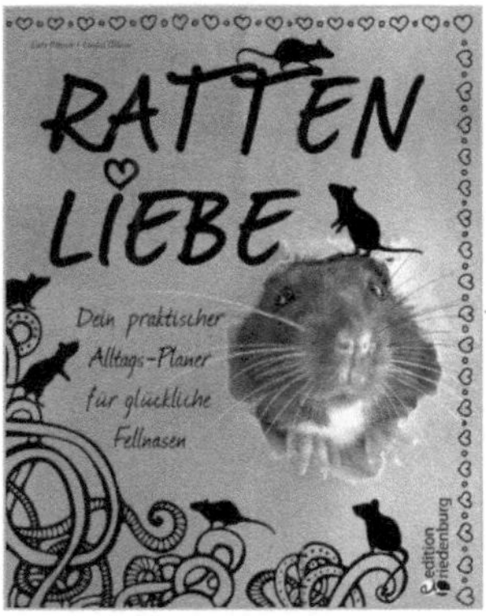

Rattenliebe – Dein praktischer Alltags-Planer für glückliche Fellnasen

Autorin: Carla Oblasser

Du liebst Farbratten, bist bereits stolzer Halter eines quirligen Ratten-Rudels oder gerade auf dem besten Weg dorthin? „Rattenliebe" hilft dir, den Alltag mit deinen Fellnasen einfach und abwechslungsreich zu gestalten und die Pflege der Langschwänze zuverlässig zu organisieren. Zahlreiche Eintragungsseiten machen dieses vielfältige Bullet-Journal darüber hinaus zu einem unvergesslichen Abenteuer- und Erinnerungsalbum. Ein Buch für alle Rattenhalter ab 10 Jahren.

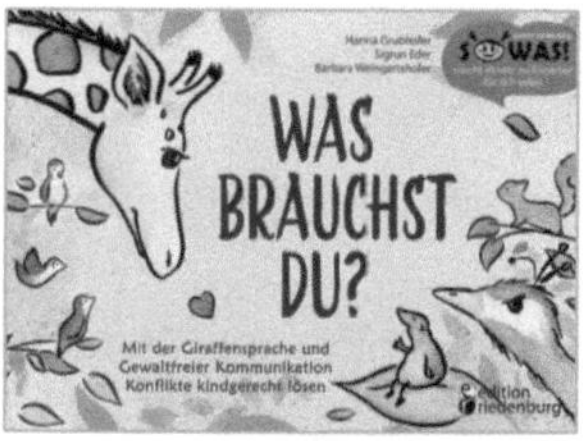

Der GFK Kinderbuch-Bestseller

Was brauchst du? Mit der Giraffensprache und Gewaltfreier Kommunikation Konflikte kindgerecht lösen

Autorinnen: Hanna Grubhofer, Sigrun Eder

Emil Erdmännchen möchte mit seiner Familie und seiner Freundin Carla Chamäleon einen Ausflug zum himmlisch duftenden Beerenstrauch machen. Doch Carla Chamäleon hat keine Lust, und Emil Erdmännchen versteht nicht, wieso. Bevor es zum Streit kommt, taucht Gino Giraffe auf. Was für ein Glück! Gino Giraffe erklärt Emil Erdmännchen und Carla Chamäleon ihre Bedürfnisse. Für Kinder ab dem späten Kindergartenalter bzw. Grundschulalter / Volksschulalter geeignet.

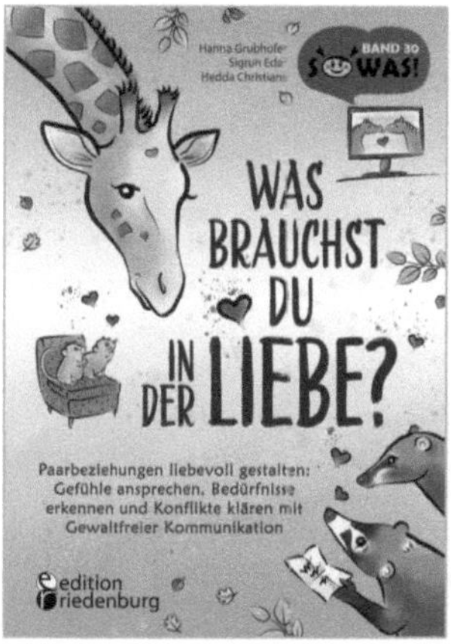

Was brauchst du in der Liebe? Paarbeziehungen liebevoll gestalten

Autorinnen: Hanna Grubhofer, Sigrun Eder

„Was brauchst du in der Liebe?“ ist ein tierischer Beziehungsratgeber zum Mitmachen aus der erfolgreichen SOWAS!-Sachbuchreihe. Eifersucht, Abwendung, Familiengründung, Fernbeziehung, offene Partnerschaft und Einsamkeit sind nur einige der insgesamt elf Beziehungsthemen. Das fröhlich illustrierte Buch unterstützt Paare dabei, Gefühle und Bedürfnisse zu erkennen, um für jede*n eine passende Lösung zu finden. Die Gewaltfreie Kommunikation (GFK) hilft allen, Konflikte zu lösen oder erst gar nicht entstehen zu lassen.

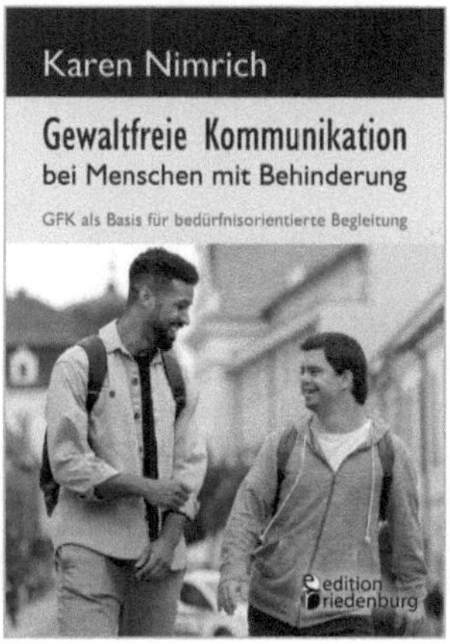

Gewaltfreie Kommunikation bei Menschen mit Behinderung: GFK als Basis für bedürfnisorientierte Begleitung

Autorin: Karen Nimrich

Die Gewaltfreie Kommunikation eröffnet für die Begleitung behinderter Menschen in Wohngruppen sowie in der heil- oder sonderpädagogischen Arbeit völlig neue Perspektiven. Dieser Ratgeber verrät, welche Chancen die GFK im Alltag bietet. Mit kompetentem Einblick in die GFK mit ihren klassischen vier Elementen – Beobachtung, Gefühl, Bedürfnis, Bitte. Der unverzichtbare GFK Praxis-Ratgeber mit zahlreichen interaktiven Übungen + konkreten Anleitungen zur direkten Umsetzung im Arbeitsalltag mit behinderten Menschen.

Im (Internet-)Buchhandel und auf editionriedenburg.at

edition riedenburg

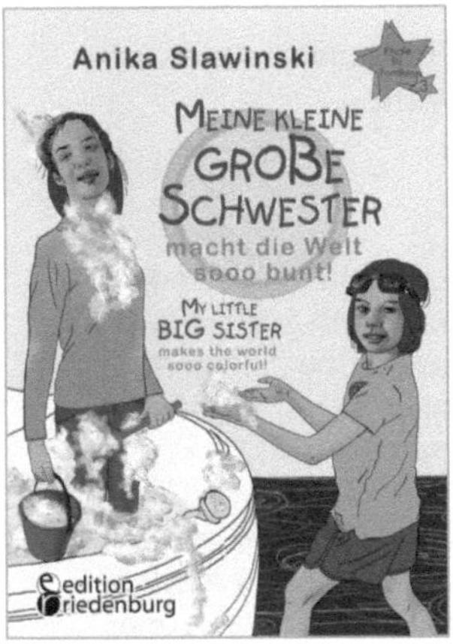

Meine kleine große Schwester macht die Welt sooo bunt! My little big sister makes the world sooo colorful!

Autorin: Anika Slawinski – Zweisprachig Deutsch/Englisch

Leilani ist ein Zauberwesen. Sie kam mit einem genetischen Defekt – dem 5p-minus Syndrom – zur Welt und ist ganz anders als andere Mädchen in ihrem Alter. Obwohl Leilani zwölf ist und Liron sechs, fühlt es sich an, als sei sie seine kleine Schwester.

Dieses Buch gibt einen liebevollen Einblick in den Alltag mit einem besonderen Geschwisterkind. Und es zeigt, was wir alle von Menschen lernen können, die anders sind.

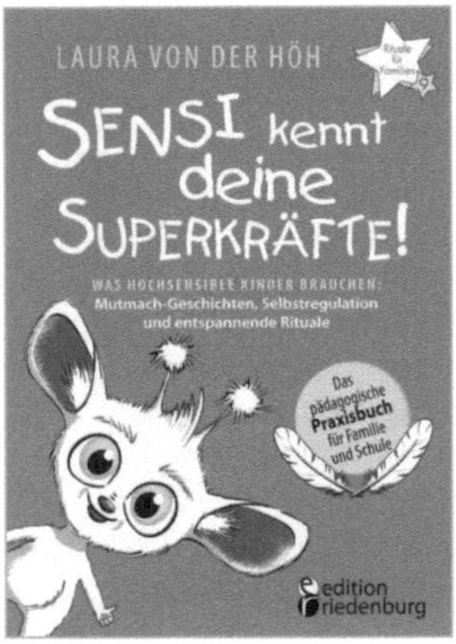

Sensi kennt deine Superkräfte! Was hochsensible Kinder brauchen: Mutmach-Geschichten, Selbstregulation und entspannende Rituale

Autorin: Laura von der Höh

In diesem Buch lernen hochsensible Kinder, ihre Wahrnehmungen und Gefühle zu verstehen und selbst zu regulieren. Sie werden achtsam angeleitet, das individuelle Energielevel zu spüren. Spielerisch entdecken sie mit Manu und Sensi ihre eigenen Superkräfte.

Mit im Buch: Über 30 vielseitige Rituale zur Entspannung und Erholung sowie Soforthilfen zur Stressbewältigung und Selbstregulation.

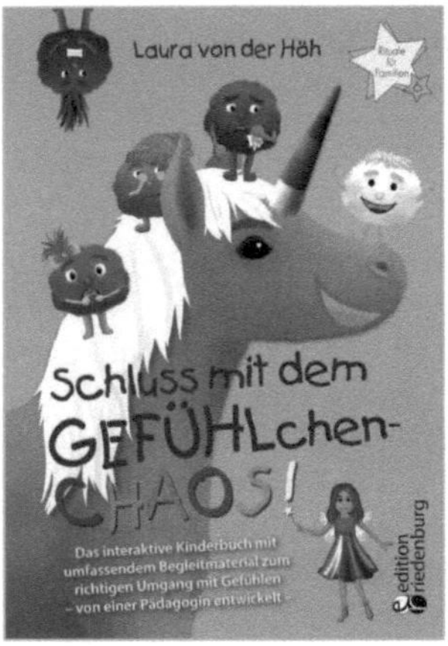

Schluss mit dem GEFÜHLchen-Chaos! Das interaktive Kinderbuch mit umfassendem Begleitmaterial zum richtigen Umgang mit Gefühlen

Autorin: Laura von der Höh

Eselle reimt sich auf „schnell“ – und genau so schnell ist unser eselgraues Einhorn in der kunterbunten Welt der GEFÜHLchen auch frustriert. In diesem Buch lernen Kinder blitzschnell und zauberhaft den Umgang mit den Gefühlen Wut, Angst, Scham, Trauer und Freude. Zusätzlich gibt es einen wahren Schatz an Ausmalbildern, hilfreichen Aktivitäten und kreativen Ritualen, die zu Hause oder in der Kita, im Kindergarten, in der Grundschule oder in der Früh- und Förderschule durchgeführt werden können.

Im (Internet-)Buchhandel und auf editionriedenburg.at

edition riedenburg

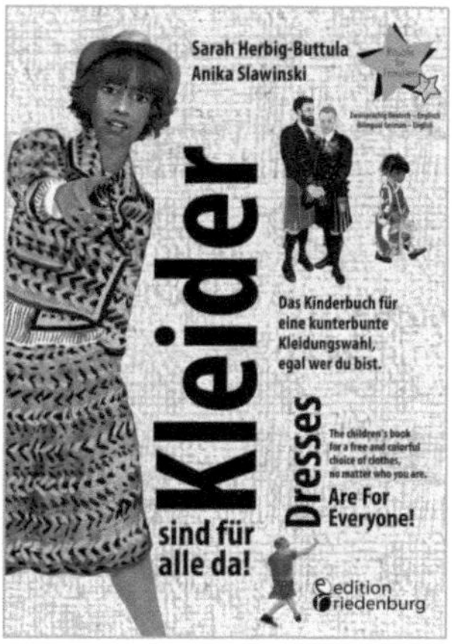

Kleider sind für alle da! Dresses Are For Everyone!

Autorin: Sarah Herbig-Buttula – Zweisprachig Deutsch/Englisch

Vom Fiji-Strand bis zur Hochzeit in Japan, von Schottland bis in die heißesten Wüstenregionen, von Coco Chanel bis David Bowie und Elton John: Hier lernen nicht nur Kinder viele interessante Details über das, was wir und andere täglich anziehen. Und weil jede*r von uns einzigartig ist, darf unsere Kleidung ebenso unverwechselbar sein. Der zweite Teil des Buches beinhaltet viele interaktive Seiten zum genauen Erforschen und Entwickeln des eigenen Styles.

Ein kultiges Kleidungsbuch, das in keinem Kleiderschrank fehlen sollte! Ohne Altersbeschränkung nach oben oder unten.

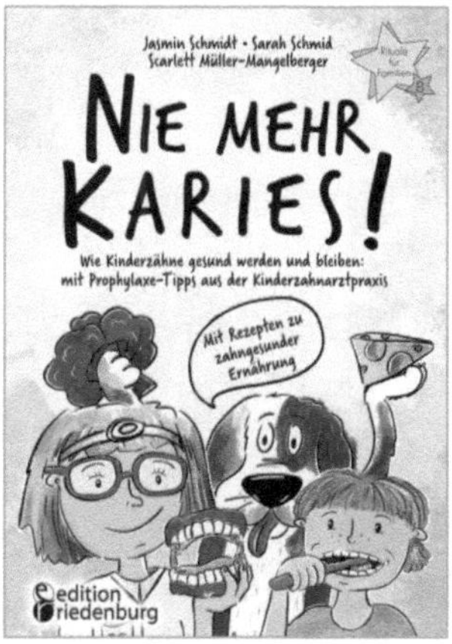

Nie mehr Karies! Wie Kinderzähne gesund werden und bleiben

Autorinnen: Jasmin Schmidt, Sarah Schmid

Leider hat Lena Karies und braucht eine kleine Reparatur. Die ist zum Glück rasch erledigt. Und damit das mit dem Loch im Zahn nicht wieder vorkommt, hat Frau Doktor Grünzahn für Lena und ihre Mama jede Menge guter Tipps parat. Ein Buch für die ganze Familie. Wertvolle Tipps, um Zahngesundheit neu zu entdecken.

Mit Rezepteteil zum einfachen Nachmachen und Nachkochen: Sauerteig selber machen, Gemüse fermentieren, nährstoffreiche Speisen zubereiten und mehr.

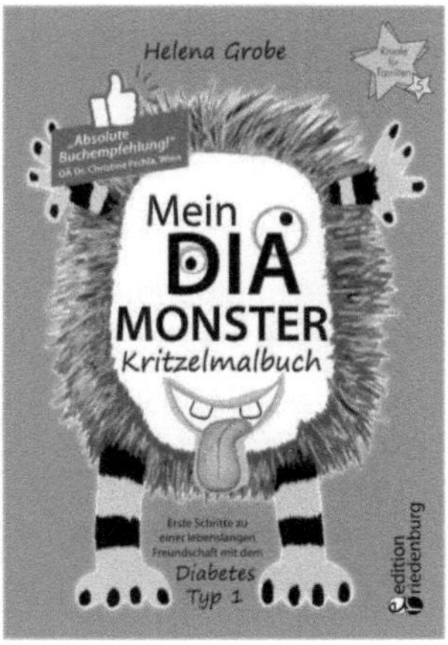

Mein Dia-Monster Kritzelmalbuch – Erste Schritte zu einer lebenslangen Freundschaft mit dem Diabetes Typ 1

Autorin: Helena Grobe

Hast Du Diabetes Typ 1? Dann ist das DIA-MONSTER Kritzelmalbuch perfekt für Dich geeignet! Hier kannst Du unzählige DIA-MONSTER ankritzeln und bunt ausmalen. Welche Eigenschaften hat Dein eigenes DIA-MONSTER? Was magst Du an ihm? Hat es vielleicht auch Angewohnheiten, die Dir nicht so sehr gefallen? In Deinem DIA-MONSTER Kritzelmalbuch findet alles seinen Platz. Denn jeder Mensch hat seinen ganz persönlichen Diabetes. Warte nicht länger, sondern greif zu den Buntstiften und fang gleich an zu kritzeln!

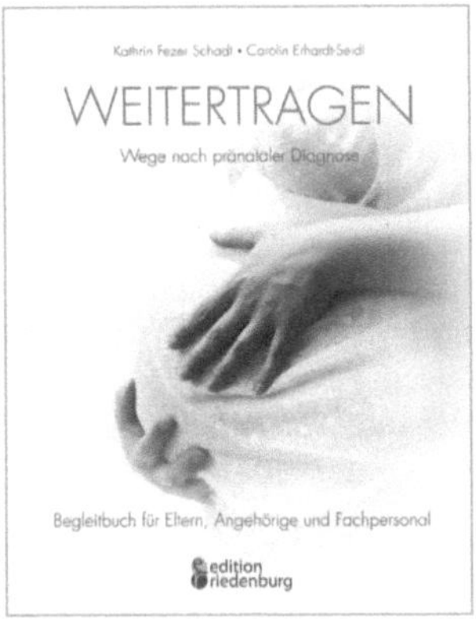

Weitertragen – Wege nach pränataler Diagnose. Begleitbuch für Eltern, Angehörige und Fachpersonal

Autorinnen: Kathrin Fezer Schadt, Carolin Erhardt-Seidl

Vorgeburtliche Untersuchungen in der Schwangerschaft können werdende Eltern mit unerwarteten Fragen konfrontieren: Wird unser Kind behindert zur Welt kommen? Was, wenn es nach der Geburt nicht lebensfähig ist oder noch im Mutterleib stirbt?

„Weitertragen" begleitet Eltern und Fachpersonal von der PND bis zur getroffenen Entscheidung und darüber hinaus.

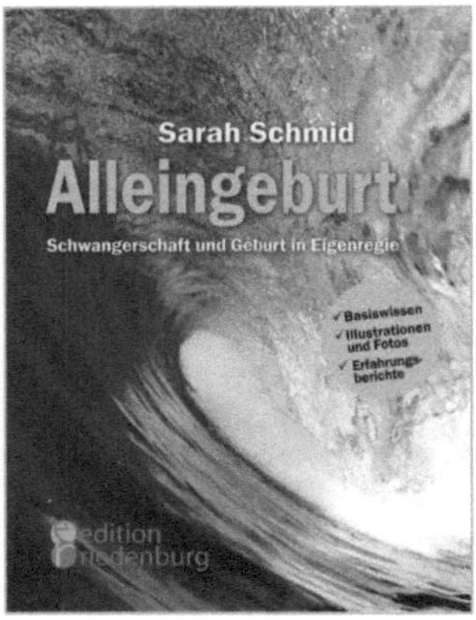

Alleingeburt – Schwangerschaft und Geburt in Eigenregie

Autorin: Sarah Schmid

Sarah Schmid erklärt, wie die Geburt in Eigenregie zu einem glücklichen Ereignis werden kann. Und sie gibt Antworten auf wichtige Fragen rund um eine selbstverantwortete Schwangerschaft und Entbindung. Auch für all jene eine wertvolle Lektüre, die Schwangerschaft und Geburt im klassisch betreuten Umfeld planen oder selbst als GeburtshelferIn tätig sind.

Mit zahlreichen bebilderten Erfahrungsberichten verschiedener Alleingeburten.

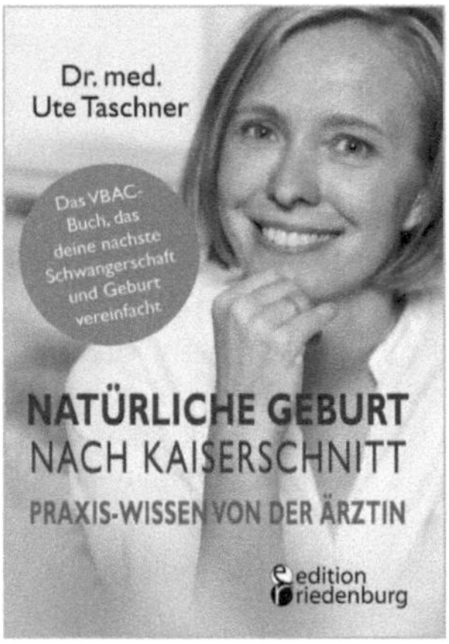

Natürliche Geburt nach Kaiserschnitt: Praxis-Wissen von der Ärztin

Das VBAC-Buch, das deine nächste Schwangerschaft und Geburt vereinfacht

Autorin: Dr. med. Ute Taschner

Dieses Buch hat das Ziel, dich zu stärken und optimal auf deine Geburt nach Kaiserschnitt vorzubereiten.

Ganz gleich, ob du der Planungstyp oder eher locker veranlagt bist: Mit Utes umfangreichem Fachwissen und der jahrelangen Erfahrung in der Begleitung von Müttern, die sich auf eine VBAC vorbereiten, bekommst du mehr Sicherheit bei der Entscheidungsfindung.

Im (Internet-)Buchhandel und auf editionriedenburg.at

edition riedenburg